最強 疲勞恢復法

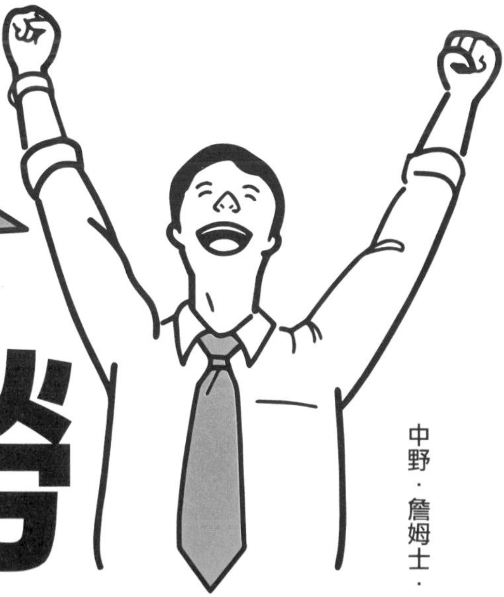

疲れない体大全 メンタル×フィジカル 最新研究が実証した

國家級體能訓練師教你
對抗慢性疲勞，打造不累的體質

中野・詹姆士・修一——著
林巍翰——譯

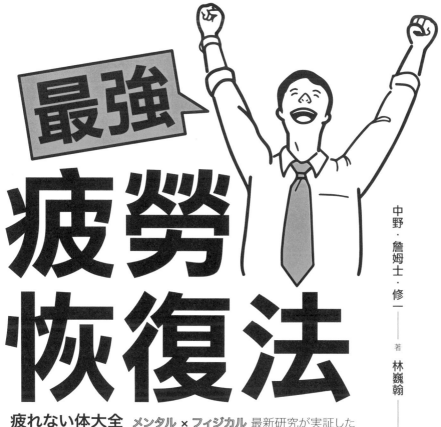

有效解決身體的累

物理治療師 x NSCA肌力與體能訓練專家 **郭仕政**

幾年前，我很榮幸地成為中野．詹姆士．修一「最強系列」台灣出版的推薦人，雖從未見過作者本人，但透過書籍文字的敘述內容，每讀一段文字，都有種莫名的默契和專業知識上的認同，同時每一章節和段落都清晰易懂，平易近人，非常適合一般民眾閱讀。

作者第一本書《醫生說「請你運動！」時，最強對症運動指南》的受眾對象是普羅大眾，主要提倡「運動可以預防疾病的重要性」，第二本書《醫生說「請妳運動！」時，最強女性對症運動指南》則是針對女性特有的生理狀況所寫的一本運動指南書。前兩本都是如何透過運動來增加活動量、肌肉量來減少身體疼痛為導向，然而，這次最新的第三本書則是目前市面上，也包括運動競技場上最常忽略的部分，就是「如何減少疲勞」。

孟子曾說：「天將降大任於斯人也，必先苦其心志，勞其筋骨，餓其體膚……」英文諺語也有一句："No pain, no gain."（無勞則無獲）；這被奉為圭臬的概念套用在運動或訓練上，卻往往讓「最認真」的那一群人被推向反覆受傷的萬丈深淵。

根據「刺激—疲勞—恢復—適應學說」（stimulus-fatigue-recovery-adaptation theory），當一個訓練壓力來時，包括長時間不動，這些負荷量將會轉變成疲勞，隨著強度越高，則累積更多的疲勞。假若不逐漸減少壓力來源，輕則精神不濟，身體彷彿充不飽的電池；嚴重則變成過度訓練（overtraining），不只運動表現下降，還會影響身體其他機能，甚至放棄運動。因此一個適當的運動計畫當中，要有效提升運動表現和改善生活品質，如何處理「累積疲勞」便是決勝的關鍵之一。

"No recovery no gain."（無修復則無獲），是目前業界講師們茶餘飯後提出的觀念，和最新的科學訓練概念不謀而合，但是要如何達到減少和消除疲勞的方法卻包羅萬象，而這本最新的《最強疲勞恢復法》幫大家彙整資料，內容包含自律神經的調和、瑜伽操紓壓，以及飲食和睡眠的控管，相信閱讀和實作這本書的建議方式，讓疲勞不再糾纏你我，邁向全人生活。

前言

實證有效！打造不疲勞身體的方法

最近，你是否會感到身體容易疲倦呢？

「因為在家工作一直都坐著，所以經常會感到身體疲憊，很難撐到傍晚。」

「事隔多日要到公司去上班的那一天，在爬車站的階梯時，途中竟然喘不過氣來。」

「隨著年齡增加，越來越容易覺得累。」

我經常從許多人那裡，聽到類似上述的言論。

每當聽到這些話時，身為一名運動訓練員的我，總會想給這些人一點建議，而這也是我執筆寫作本書的動機。

本書開頭，我希望各位讀者首先要知道，你的疲勞其實和在家工作、車站的樓梯以及年齡的增長都沒有關係，在大多數的情況下，疲勞和自身的「體力衰退」有關，如果沒有採取適當的手段來消除，疲勞就會累積在體內。

我的工作是體能訓練師，是幫助人們打造強健身體的專家。我把透過針對奧運參賽選手、青山學院大學的驛傳選手，以及在專業運動員身上所做的支援活動中，經過實證所累積下來的「Know-How」，傳授給一般大眾。在經過長年的經驗和知識積累後，所得到關於「打造絕不疲勞的身體」的想法，都蒐羅在本書裡了。

在此我們先來做個定義，「疲勞」指的是身心因承受過大的負擔，導致作業效率不佳的結果；而會感受到疲勞的感覺，稱之為「疲勞感」。儘管「疲勞」和「疲勞感」其實是兩種不同的事物，但一般人在使用上，其實並沒有做區別。

再往下細分，疲勞還能分為「全身性」和「局部性」，以及「肉體」和「精神」的疲勞。

我到目前為止已經付梓的有關「打造不疲勞身體」的書籍，內容大多著重在介紹「身體」的實踐方法上，但關於「心理」的部分，並沒有太多著墨。然而實際上，造成疲勞的原因往往相互混雜。因此本書中，我故意不做兩者之間的區隔，以同時並行的方式來做闡述。

本書中我將會針對如何消除疲勞，向各位讀者提出多元的Know-How，其中有像是「肩膀放鬆」之類的內容，大家不妨看看有哪些符合自己的需求，從這些地方開始來嘗試。

針對每一個方法，我都有標示出重要的「Key Word」，針對「具體來說該怎麼做」和「在實踐時要注意的事情」等，濃縮成短短一句的「To Do」和「Point」。除此之外，為了加深大家對內容的理解，本書中針對重點還附上豐富的圖解和插畫。

希望各位讀者都能找到適合自己的消除疲勞方式，以輕鬆的心情，盡情享受自己的日常生活、工作和運動吧。

二〇二一年二月　吉日

體能訓練師　**中野・詹姆士・修一**

目錄

〈第二章〉

打造不疲勞身體的訓練

從事「不過度，累到剛剛好」的運動

目錄

〈第三章〉

不讓身體疲憊的飲食方式

比提神飲料還有效！吃出好精神與好體力

〈第四章〉

擊退倦怠的睡眠法

從睡眠時間的多寡，推算一天的行程安排

〈第五章〉

舒緩緊繃的肌肉，讓自己來個「超補償」

利用伸展操
放鬆治累

〈第六章〉

讓身體的疼痛和僵硬完全歸零

釋放壓力，
翻轉高壓生活

目錄

〈第七章〉
心累了，該怎麼辦？

身、心疲勞其實是一體的兩面

本書特色

「打造絕對不會疲勞身體」的 50 種方法

以科學的證據為基礎，除介紹身體層面的實踐法，還網羅心理層面的 Know-How，提供 50 種消除疲勞的方式，內容涵蓋調整自律神經的方法、體能訓練、睡眠以及飲食方式等。以重點提醒的方式，迅速掌握消除疲勞的要領。

消除疲勞的 91 個 To Do

直接點出「該從哪裡開始著手」的具體做法，讓讀者能立刻加以實踐，改善疲勞與倦怠感。

藉由運動來消除疲勞

融合動態與
靜態伸展操的體操

第一章
P49

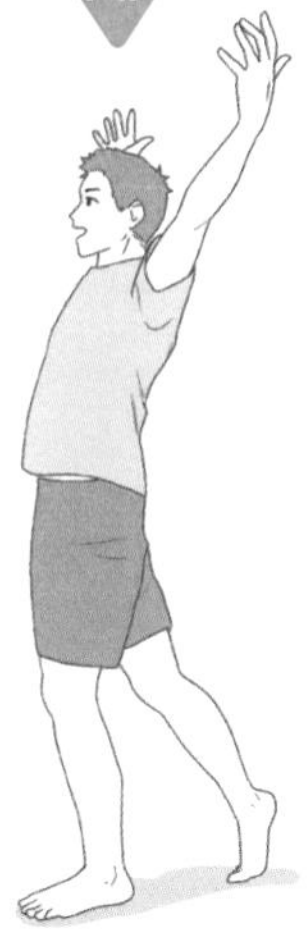

徒手
訓練

第二章
P68

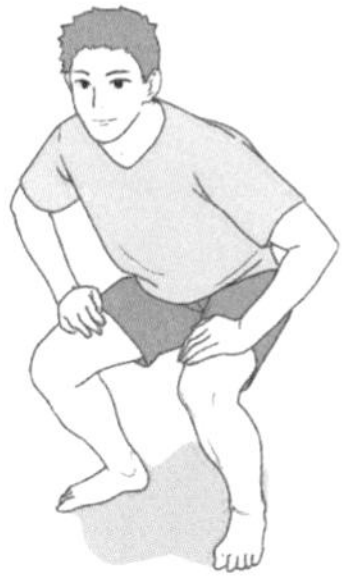

靜態
伸展操

第五章
P154

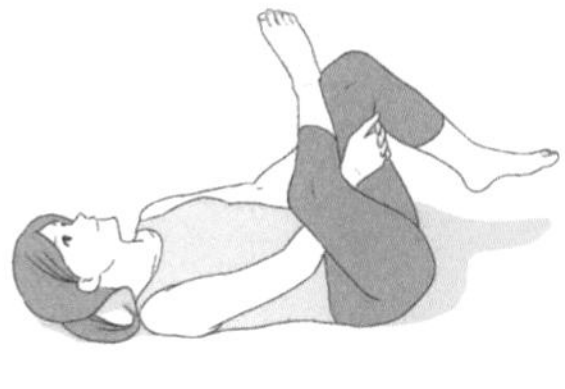

只向本書讀者介紹的消除疲勞嚴選運動。
請輸入以下網址或掃描 QR 碼，就能看到詳細的解說視頻。
https://movie.sbcr.jp/tkkt/

〈序章〉

為什麼
總是
「虛累累」

別讓疲勞變過勞！
破解疲累密碼

1 久坐不動，居家上班更疲累

Key Word
新冠肺炎疫情
在家工作／步數

To Do
☑ 試著於居家工作時，計算一下走路的步數
☑ 首先從增加自己的步數開始努力

防疫宅在家，每天只走兩百步

我在前言中曾提到「容易疲勞與年齡等因素無關，絕大多數是因為體力衰退。」最近發生在我朋友身上的事，更讓我認為自己的觀點是對的。

我這位朋友二十八歲，未婚，目前任職於東京都內某製造商，一個人住在單間公寓裡。有天他與我在線上聊天時，提到自從新冠肺炎疫情以來，「腰和背部都會疼痛，而且很容易累，還胖了五公斤，到底該怎麼辦才好？」

我聽了他的陳述後大概了解到，他任職的公司在疫情期間，主要是採取居家上班的模式，在這之前他每天都要到公司工作，但現在一個月只需要進辦公室一次。

在家上班的工作日，他幾乎整天都坐在電腦前工作，吃飯主要也是以叫外送為主。我這位友人其實原本就比較「宅」，現在更幾乎足不出戶。

我請朋友試著用智慧型手機的計步功能，記錄一下自己一天走多少步，結果在家上班的工

作日，平均一天竟然只走了兩百步。二十幾歲的男性一天的平均步數為八千步，兩百步只占了八千步的四十分之一。居家工作時如果沒有外出散散步，一天走路的步數就是這麼少。

因為他沒有運動的習慣，目前也沒有女朋友，所以一到假日就從早到晚打電動，晚上也是在遊戲玩累了的情況下才去睡覺。

肥胖與痠痛成為另類的新冠疫情

朋友對我說：「因為我一直玩遊戲玩到想睡覺為止，所以疲勞應該是這樣造成的吧？」但我提醒他：「你會感到疲勞和玩遊戲沒有關係，而是因為在家上班再加上沒有運動，導致身材發福並造成體力衰退，所以才會覺得累。或許是伴隨生活發生變化所產生的壓力，更進一步讓你的腰和背部出現疼痛的現象。」

我認為自從新冠肺炎疫情以來，許多年輕世代都和我這位朋友一樣，過著類似的怠惰生活，所以不少人變得容易感到疲累。但為什麼會出現這樣的情況呢，那是因為大家「沒有去做會讓自己感到疲勞的事情，所以身體才會變得容易感到疲勞。」

居家上班讓走路的步數降至四十分之一

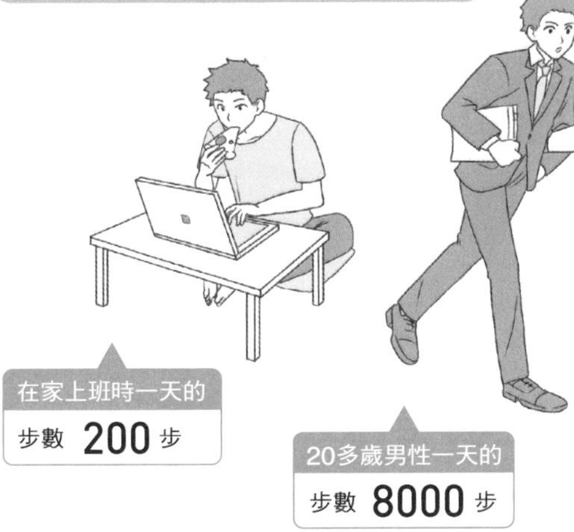

2

鍛鍊肌力和耐力

Key Word

生活活動／NEAT／肌肉／耐力／體力

To Do

☑ 就算待在家裡，也要增加NEAT
☑ 為了不讓自己容易感到疲累，要養成運動的習慣

日常生活活動所消耗的能量

如果和我的男性友人一樣，過著幾乎不活動身體的生活，就容易感到疲勞。會造成這種情況，主要的理由有三個。

首先是體力衰退和體重增加的雙重打擊。

在新冠肺炎疫情發生之前，每天得到公司工作的上班族，因為要來往於自家和公司之間，所以必須走路到車站搭車，或上下樓梯。

中午時，多半需外出吃飯，有時也要和客戶在公司以外的地方見面。工作結束後，說不定在回家途中還偶爾會繞去某處小酌一杯。

像這樣，我們在日常生活中不知不覺讓身體動起來，例如通勤上班和做家事等在生活中的活動，稱為「日常生活活動」。而人們在日常生活活動中消耗的能量，約占一天消耗總能量的百分之二十至三十。

每天站立或步行運動的時間

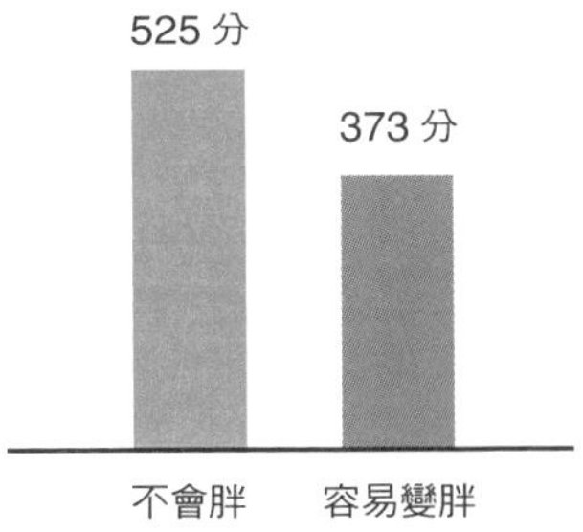

沒有運動習慣的人，一天能量消耗的比例

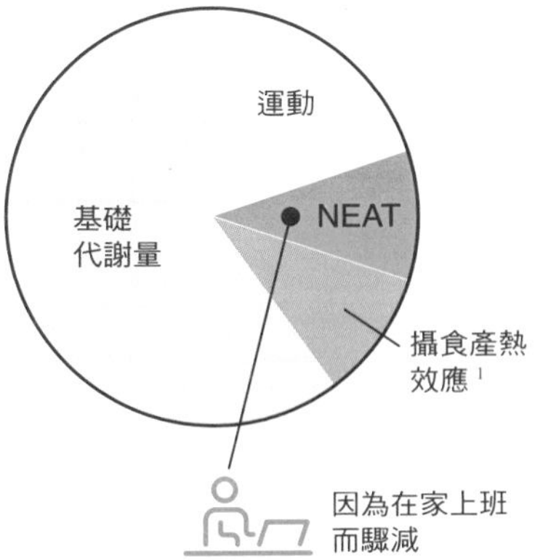

透過日常生活活動所消耗的能量，稱作NEAT（Non-Exercise Activity Thermogenesis，非運動性活動產熱）。

然而，因為在家上班導致生活發生了天翻地覆的改變，甚至讓走路的次數降至一天只有兩百步，NEAT也會隨之驟減。因為消耗的卡路里減少了，身材當然容易走樣，這就是俗稱的「新冠肥胖」。

有研究指出，將體重增加和沒有增加的人相比，包含步行在內的站立活動時間，後者比前者平均一天約少了一百五十分鐘左右。

如果持續過著沒有運動習慣，每天只走兩百步，幾乎沒有活動的生活，不只會變胖，還會導致肌力和耐力的衰退。

肌力的源頭是肌肉，耐力則有賴於身體的持久力，這兩種力量唯有在人們開始頻繁活動身體，才可能維持住。當活動量一下降，肌力和耐力也會跟著減弱。

肌力和耐力會在一個人二十多歲的時候達到顛

峰，之後如果不運動，這兩種力量就會開始走下坡。只要願意讓身體動起來，不但能減緩下坡的速度，甚至還可能會出現反轉的情況。同樣地，即使是二十多歲的人，如果很少做運動，肌力和耐力也會很快弱化。

身材走樣了，體重固然會增加，但因為肌力和耐力都變差了，所以在面對相同的負擔時，當然也是容易感到疲勞的原因。因此就算疫情期間長時間待在家裡，我們也應該多到住家附近走走，藉此增加步數和NEAT。在家上班的日子，只要能意識到少掉了通勤的時間，應該將之移去做運動。

有關具體的做法，請參考第二章的內容。

讓身體年齡小於實際年齡

有些年齡在四十多歲，比我前面提到的那位朋友年紀大上一輪的人，也會向我提出「報告顯示我的『身體年齡』竟然是六十幾歲，我覺得自己應該做點什麼訓練了。」這類的需求。

「身體年齡」的數值由體脂計根據個人的體脂肪和肌肉的推估值算出，雖然稱不上是嚴謹的數據，但某個程度上仍可視為評估體力的參考基準。

這些來找我的人，藉由持續的鍛鍊來增強體力，等到體重一降下來，身體年齡自然會變年輕。就算是四十多歲後段班，身體年齡為六十多歲的人，也能得到比實際年齡更年輕（大約四十歲前段班）的結果。他們會開心地告訴我：「家人和朋友都說，我瘦下來後看起來好年輕，能開始接受鍛鍊真是太好了。」許多人還表示，因為身體年齡變年輕，也更不容易感到疲累了。

一個人只要能藉由鍛鍊身體來消除運動不足和肥胖的問題，就能增強體力，不容易感到疲勞，而且大多數的人還能感受到自己變年輕了。

1. 譯註：攝食產熱效應（Diet-Induced Thermogenesis，簡稱DIT），是消耗身體熱能及消化食物的卡路里數值；在進食期間要進行消化及血液運送程序，DIT是支援消化及代謝燃燒熱能。

3 活化疲勞恢復因子

Key Word

疲勞因子／疲勞恢復因子／睡眠壓力

To Do

☑ 藉由讓疲勞恢復因子較疲勞因子占上風的方法來消除疲勞

☑ 透過適度增加白天時的活動量和準時起床，來調整睡眠

疲勞因子V.S疲勞恢復因子

引發疲勞的第二個原因是紊亂的睡眠規律。

人體內存在會引起疲勞的物質（疲勞因子FF）和能消除疲勞的物質（疲勞恢復因子FR）。當體內累積過多疲勞因子的狀態，就稱為疲勞。一旦疲勞因子累積到一定程度，就會刺激疲勞恢復因子產生。兩者之間若維持良好的平衡關係，我們就不容易覺得累。

在維持疲勞因子和疲勞恢復因子之間的平衡上，睡眠扮演著不可或缺的角色。當我們醒著做事時，雖然疲勞因子會持續增加，但只要睡個好覺，疲勞因子就會減少，此時疲勞恢復因子會取得優勢，讓倦怠感一掃而空。

增加白天活動量來調整睡眠

在家工作會減少人們在白天時的活動量，所以會使能消除疲勞的睡眠變得紊亂。

在我們孩提時代，如果是在遠足或運動會等這種一整天都有大量活動的日子，當天晚上總是會睡得特別沉。人體內存在著當白天醒著的時間越長，且活動量越大，睡眠壓（睡意）就會提高的機制。當活動量減少，睡眠壓也會下降。在無法取得充足睡眠的情況下，疲勞就容易累積在體內。

維持疲勞因子和疲勞恢復因子的平衡很重要

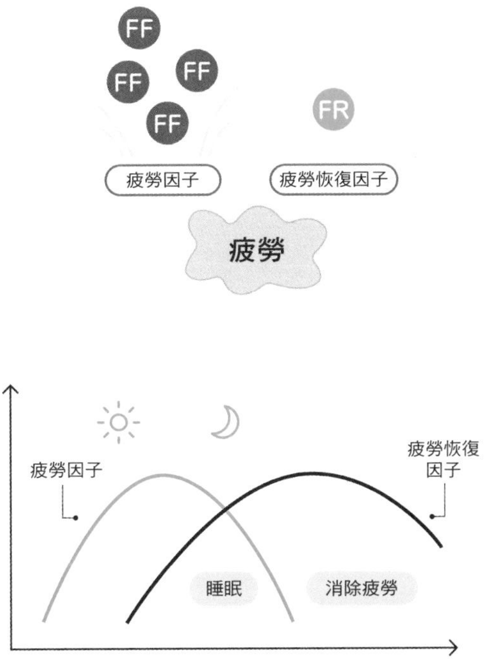

為了能讓自己睡個好覺來消除疲勞，我們該做的不是像我的朋友那樣，打電動直到累翻想睡覺為止，而應該藉由適度增加白天時的活動量，並設定固定的起床時間，藉此調整自己的睡眠狀況。

關於這部分的內容，我會在第四章做更詳細的解說。

4 避免長時間久坐

Key Word

擠乳作用／腳是人類的第二個心臟

To Do

☑ 即使坐著工作，也要經常站起來走一走，促進擠乳作用

促進擠乳作用

造成疲勞產生的第三個原因是，長時間坐著。

據說，日本人坐著的時間在世界各國中名列前茅。

根據雪梨大學針對全世界主要二十個國家和區域所做的一項研究顯示，日本人平均每天坐著的時間長達十六小時，屬於最高的一個級別，而且每天坐著的時間比平均值還多出一個小時。

如果又碰到在家工作和玩手遊等事情，讓人們坐著的時間變得更長，如此一來身體當然容易疲勞。

久坐不動會讓運動量不足的情況更加惡化，造成肌力和耐力衰退，進一步導致「擠乳作用」不再發揮功效。

「擠乳作用」是指藉由小腿肚等下半身肌肉的動作，使停留在末梢的血液（靜脈血）和淋巴液能夠流回心臟，達成循環。

在心臟下方流動的靜脈血和淋巴液，必須與重力對抗，重新回到心臟，而支撐這套運作系統的，正是擠乳作用。這也是為什麼有人會宣稱「腳是人類的第二個心臟」的原因。血液和淋巴液能順暢地在體內循環，對調整疲勞因子和疲勞恢復因子的平衡來說，也具有重要的作用。

一旦長時間坐著，會使擠乳作用不易發揮功效，進而延遲人們消除疲勞的速度。而且當我們坐著的時候，因為腿部與身體連結的髖關節處於彎曲的狀態，所以會妨礙血液與淋巴液的循環。

因此就算是在家工作，我們也應該於固定的時間站起來，在屋裡走動走動，藉此促進擠乳作用。即使只是伸展髖關節，也能對消除疲勞產生正面的作用。

有關如何放鬆身體，使血液和淋巴液循環順暢的實踐方法，請參考本書第五章。

擠乳作用的構造

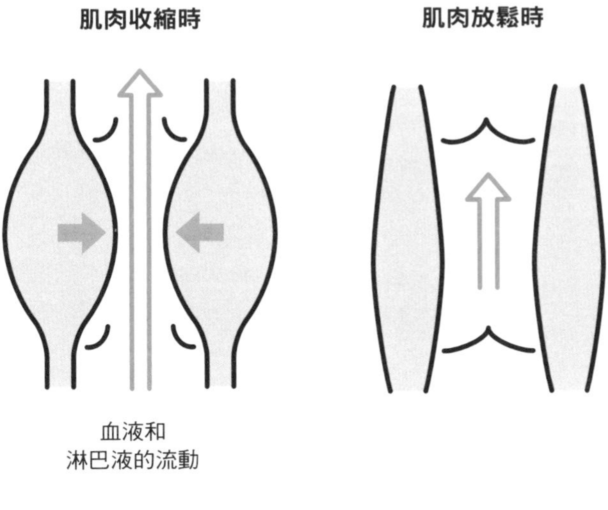

5 有效消除疲勞的三種方法

Key Word
消除疲勞

To Do
☑ 藉由組合運用不同的實踐法來消除疲勞
☑ 以自己為主體來消除疲勞，不要只想靠別人

想消除疲勞要善用不同的組合方法

運動員日復一日接受激烈的訓練，雖然他們不會因體力下降而感到疲勞，但由於接受的是高強度的訓練，所以仍需努力消除由訓練所帶來的疲勞。

我對朋友和過去曾訓練過的運動員做了一次問卷調查，請他們舉出對消除疲勞最有效的是哪三件事，結果如下頁的上表所示。

另外，在撰寫本書時，我也對SB Creative（SBクリエイティブ）出版社的編輯、業務和行銷部門裡的四十七名員工，進行相同的問卷調查，結果如下頁的下表所示。

透過這兩次問卷調查的結果，我們可以得知兩件事情。

一、雖然每個人對於做哪些事情能消除疲勞所持的觀點不一，但大家都認為，藉由不同的組合方式來達成此事很重要。

運動員（或引退之前的運動員在現役時期）認為對消除疲勞有幫助的事情

選手名稱	第 1 名	第 2 名	第 3 名
神野大地 長跑運動員	泡冷熱交替浴	伸展操	睡眠
福原　愛 前桌球選手 倫敦奧運桌球女子團體銀牌 里約奧運桌球女子團體銅牌	身體的疲勞 睡覺 心理的疲勞 吃東西	按摩 睡覺	泡冷熱交替浴 瑜伽
藤井瑞希 前羽球選手 倫敦奧運會羽毛球賽女雙亞軍	睡覺	按摩	泡冷熱交替浴
垣岩令佳 前羽球選手 倫敦奧運會羽毛球賽女雙亞軍	睡覺	吃東西	洗澡
市橋有里 前馬拉松選手 世界錦標賽馬拉松銀牌	伸展操 & 自我關節放鬆	冰浴	吃東西
藤原　新 前馬拉松選手 長跑指導員	吃東西（著重碳水化合物的攝取）	睡眠	按摩
秋本真吾 前田徑選手 短跑教練	按摩	伸展操	洗澡

一般上班族認為對消除疲勞有幫助的事情

第 1 名：睡覺	第 2 名：洗澡	第 3 名：吃東西、按摩（得票數相同）

二、大家不只利用按摩這類被動的方式，更進一步以自己的感受為主，例如以睡覺、洗澡和吃東西等方法，來消除疲勞。

從上述出版社的問卷中，可以看出以上這兩點並非僅限於運動員的觀點，一般人在為自己打造一個「不疲勞的身體」時，所採取的做法也是如此。

到這裡為止，相信各位讀者已經大致掌握身體會出現疲勞的原因了。從接下來的第一章開始，我將針對每一個具體的主題，向大家說明各種最強疲勞消除法。

〈第一章〉

自律神經決定身體的疲累程度

讓交感和副交感神經
維持健康不失衡

6 抑制大腦「下視丘」的疲勞感

Key Word

下視丘／交感神經／副交感神經／雙重支配／拮抗作用

To Do

☑ 理解自律神經的運作原理
☑ 認識當我們感到疲勞時，腦內會發生什麼事情
☑ 了解心率和自律神經之間的關係

把自律神經調整好

站立、行走、跑步、舉啞鈴和做伸展操，以上這些日常生活中的活動，都是我們在「自己想要這麼做」的情況下執行。而負責這些活動的，則是人體內的「運動神經」。

與之相對的，是呼吸、維持體溫、血液循環、消化吸收和調整血壓等，人為了活著所需要最低限度的人體機能，這些身體活動會在無意識間運作，而負責的則是人體內的「自律神經」。

運動神經在我們睡著的時候，會進入ＯＦＦ的狀態；而自律神經在人們睡著時，仍會維持在ON的狀態。我們睡著時之所以呼吸不會停止、血液還能循環，且消化與吸收的作用仍在進行，都得歸功於自律神經。

然而自律神經因為二十四小時不眠不休地工作，自然也容易累積疲勞。因此如何抑制有自律神經中樞之稱的「下視丘」的疲勞，就成為人們消除疲勞時的關鍵。

會讓下視丘感到疲勞的元凶，是「活性氧」這種對身體有害的物質（惡玉菌）。當人們的

身體活動越頻繁，自律神經就越會吸收更多的氧氣。藉由呼吸所吸入的氧氣中，約有二%會轉變為對身體有害的活性氧，它們會攻擊細胞，是造成疲勞發生的元凶，從被活性氧傷害的細胞中所分泌出來的代謝物，也是會引發疲勞的疲勞因子。至於負責修復傷害的，則是疲勞恢復因子。

要想消除疲勞，就必須調整好自律神經。在說明具體的做法之前，我想先帶各位認識什麼是「自律神經」。

交感與副交感神經就像油門和剎車

自律神經可分為交感神經和副交感神經兩套系統。

在交感神經和副交感神經之中，存在著「雙重支配」和「拮抗作用」兩個基本的原則。

雙重支配是指人體內的臟器和組織，會受到來自交感與副交感神經兩方面的控制。但會使人出汗的汗腺以及能讓體毛豎立的立毛肌則屬例外，兩者只受交感神經

如何抑制下視丘的疲勞很重要

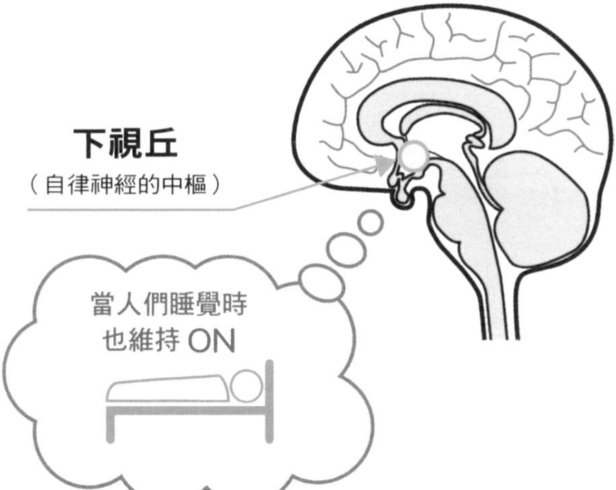

雙重支配和拮抗作用

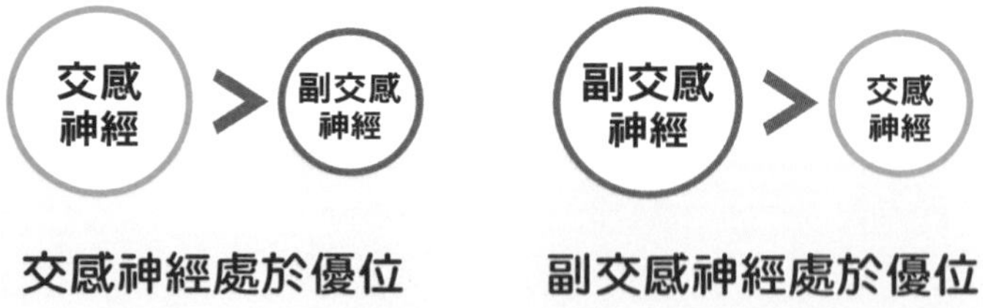

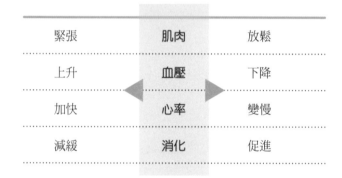

緊張	肌肉	放鬆
上升	血壓	下降
加快	心率	變慢
減緩	消化	促進

支配。

拮抗作用是指交感神經和副交感神經會執行相反的動作。在大部分的情況下，交感神經通常扮演「踩油門」的角色；而副交感神經則扮演「踩剎車」的角色。

舉例來說，肌肉在交感神經處於優位時會緊張，當副交感神經處於優位時則會放鬆。同樣地，血管在交感神經處於優位時會收縮，造成血流停滯，血壓上升。而在副交感神經處於優位時血管會擴張，由此促進血液的流動，使血壓降下來。

又如心臟跳動的速度在交感神經處於優位時會變

快，在副交感神經處於優位時則會變慢。而消化吸收則比較特別，原來扮演「油門」和「剎車」的角色互換了，即當交感神經處於優位時消化會變慢，反之，當副交感神經處於優位時則會加速。

像這樣，交感神經和副交感神經總是同時運作，只要交感神經沒有完全進入ＯＦＦ的狀態，那麼副交感神經也同樣不會完全進入ＯＦＦ的狀態。

透過心率可得知自律神經的平衡狀態

人類其實是透過心率才發現了上述這個事實。心率指的是，計算一分鐘之內心臟跳動的次數。

儘管當人們處在靜止狀態下，每個人的心率數各不相同，但一般來說，大約每分鐘為七十至八十次。**雖說交感神經會加速心跳，副交感神經會讓心跳緩和下來，但在沒有任何一方處於優位的情況下，一般人標準的心率每分鐘約在九十次左右。**

當人們靜下來時，每分鐘的心跳之所以會保持在七十至八十次，這得感謝副交感神經發揮了剎車的作用。而當我們開始運動後，因為血液中的氧氣和能量會供給肌肉使用，所以會讓心率出現上升的現象。當我們每分鐘的心跳來到九十次時，並非交感神經加足馬力工作所換來的結果，而是副交感神經鬆開了剎車所致。

7 調整交感神經與副交感神經

Key Word
壓力社會／戰或逃

To Do
☑ 抑制交感神經的興奮，調整自律神經的平衡

為了要減輕疲勞，讓交感神經和副交感神經維持平衡相當重要，因為只要其中一方衝過了頭，都會引起疲勞。

交感神經容易處於優位的狀況

自律神經中容易和疲勞產生關聯的是交感神經，原因在於現代社會是個不折不扣的壓力鍋。

在我們遇到緊急狀況時決定「戰或逃」，是交感神經的重要工作。

當我們遭逢預期之外的強敵時，根本沒有時間好好思考該如何應對，而必須立刻判斷要「戰或逃」，迅速採取因應的行動。如果拖拖拉拉，必將遭到強敵的攻擊，失去寶貴的生命。

遇到這種緊急狀況時，交感神經會提高人們的心率和血壓，加快分解能供給肌肉的能量來源，把體內調整到與「戰或逃」相應的環境。如此一來，不論我們選擇的是戰鬥或逃跑，體內的血液都會透過循環，讓肌肉發揮百分之百的作用。

過去當人類還和野生動物過著同樣的生活方式時，若沒有交感神經所產生的作用，人們是

很難存活的。

然而對現代人來說，壓力已經日常化了，源源不絕的緊張時時刻刻糾纏著我們。本來只是為了處理一時的緊急狀況而處於亢奮狀況的交感神經，現在卻不論何時都處於優位狀態，這是相當異常的情況，結果使得副交感神經處於優位的機會變少了，自律神經的平衡遭到破壞，於是人們便會感到疲勞。

有關如何對治會讓交感神經興奮的壓力，本書第七章會再做詳細的說明。

除了壓力之外，肥胖、運動不足和抽菸這三件事，也會導致自律神經的平衡遭到破壞。有關如何解決肥胖和運動不足，可以參考本書第二和第三章的內容。至於有菸癮但想要戒菸的人，可以選擇前往戒菸門診，在醫師的指導下達成目標。

調整自律神經的平衡

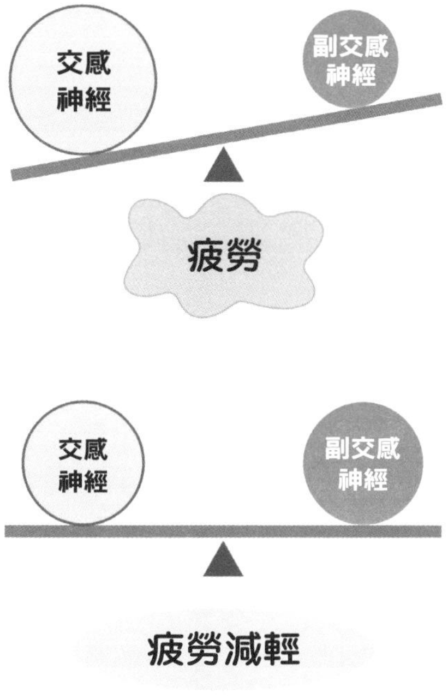

8 測量副交感神經的狀態

Key Word
心率測量器／心跳次數／脈搏

To Do
☑ 藉由呼吸、心率和脈搏，掌握副交感神經的工作狀況
☑ 熟練測量脈搏的方法

副交感神經能為交感神經安上剎車裝置

如前文所述，當我們要判斷自律神經的平衡是否出現問題時，一個有效的方法是測量心跳次數。

在過去，若沒有昂貴的心率監視器，就無法記錄心跳的次數，但現在價格相對低廉的智慧型手錶或跑步錶，就能夠完成這件事情。不過就算沒有這些裝置或設備，因為心跳次數和脈搏幾乎相同，所以我們也可以透過測量手腕的脈搏來推測心跳次數。正確的脈搏測量方法，請參考左頁的圖示。

在因為壓力使交感神經持續受到刺激的情況下，要想調整好自律神經的平衡，讓副交感神經為我們替交感神經安上剎車裝置，就顯得格外重要。副交感神經的作用會隨著人們年紀的增長而衰退，因此人到中、老年之後，要特別注意副交感神經的功能衰退問題。

測量副交感神經的表現狀況，可分為三個步驟。我們可以在肚子不餓也不飽，身體處於靜態的情況，依照以下三個步驟來做測量。

這三個步驟的順序為：一、**測量心跳次數和脈搏**。↓二、**讓心情慢慢靜下來，並放鬆身體**。↓三、**進行深呼吸，花五秒鐘吸氣，再花五秒鐘吐氣**。

當人們吸氣時，交感神經會處於優位，而吐氣時，副交感神經則處於優位。只要副交感神經處於優位，心跳和脈搏都會比較緩和。

經由以上三個步驟，也就是依據呼吸、心跳次數和脈搏，能讓我們確認副交感神經是否仍維持正常的工作狀態。

詳細的內容，留待下一節再做說明。

脈搏的測量方法

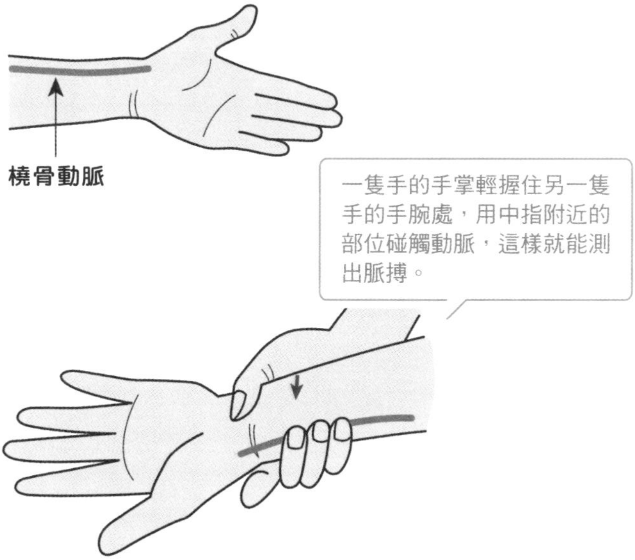
橈骨動脈
一隻手的手掌輕握住另一隻手的手腕處，用中指附近的部位碰觸動脈，這樣就能測出脈搏。

9

讓副交感神經處於優位的三步驟

Key Word

心跳次數／脈搏／橈骨動脈

To Do

☑ 測量心跳次數和脈搏時，手腕和心臟要維持在同樣的高度
☑ 讓心情舒緩，放輕鬆
☑ 做深呼吸，五秒鐘吸氣，五秒鐘吐氣

一、測量心跳次數和脈搏

我們可以使用智慧型手錶或跑步錶來測量心跳次數。

如果要以脈搏來類推，可將一隻手的手掌握住另一隻手的手腕外側，然後彎曲中指、無名指和小指，讓拇指抵在手掌和手接合的橈骨動脈處，以此來測量脈搏（請參照上一頁的圖示）。當我們處在靜態下，計算十五秒之後再乘以四，大致就可以推算出一分鐘的脈搏跳動次數，進而得知大約的心跳次數。

在測量脈搏時，要讓手腕與心臟保持在相同的高度。和量血壓時一樣，如果手腕的位置高於或低於心臟，則無法測出正確的數字。

二、使心情慢慢沉靜下來，讓身體放鬆

在平心靜氣時，心跳次數和脈搏都會呈現緩和的狀態。當我們沒有感受到壓力，交感神經

的作用就會減弱，使副交感神經的作用處於優位。

如果已經讓身體放鬆了，可是脈搏卻沒有因此減緩，表示我們仍處於緊張狀態，交感神經的作用並未減弱，由此可知副交感神經並未充分發揮作用。

三、進行深呼吸，五秒鐘吸氣，五秒鐘吐氣

這種呼吸法在練習幾次之後，當我們吸氣時交感神經會處於優位，加快心跳和脈搏的速度；在吐氣的過程中，副交感神經則會處於優位，讓心跳速度和脈搏緩和下來。如果這麼做之後，心跳速度和脈搏並沒有出現明顯的變化，可能表示自律神經的平衡已經出現問題。

這裡所提的呼吸法，並不是非得遵循從鼻子吸氣、嘴巴吐氣。因為不論是從鼻子或嘴巴吸氣，或是從鼻子或嘴巴吐氣，對自律神經造成的影響幾乎沒有差異。

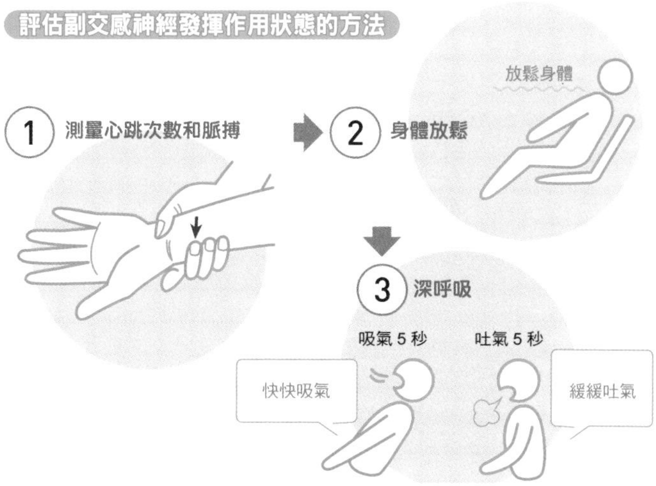

10 調整自律神經的「自律訓練法」

Key Word
自律訓練法／α波／多重任務處理

To Do
☑ 藉由把意識專注於身體狀態的「自律訓練法」，調整自律神經的平衡

透過「自律訓練法」達成自我調整

藉由前述測量心跳和脈搏的方式，若發現自己的副交感神經很難處於優位，且自律神經的平衡已經出現問題，就需要透過調整自律神經來消除疲勞。

為了達到這個目的，我推薦「自律訓練法」。這種自我調整的方法，是利用將注意力專注於**手腳的重量、溫度、心跳和呼吸的節奏時，能讓副交感神經處於優位，調整自律神經的平衡**。

這套訓練法能調整自律神經並持續緩和緊張，還可減輕壓力。根據文教大學石原俊一教授的報告指出，實踐自律訓練法能降低血壓，在感到放鬆後，大腦中的 α 波就會增加。

儘管現在大家都很擅長多工處理，但卻不知道該如何「什麼事都不做」。而自律訓練法強調的是**「在做某些事情的過程中，也能讓自己感到放鬆」**，所以很適合已經習慣同時處理數件事情的現代人。但要提醒大家，因為自律訓練法是一種「暗示」，所以如果是容易心存懷疑的人，首先得願意相信實踐自律訓練法對自己是有益的。

11 自律訓練法實做篇

Key Word
預備動作／六個動作

To Do
☑ 牢記注意事項，並在生活中實踐自律訓練法

自律訓練法的步驟

自律訓練法由預備姿勢與六個動作組成，請大家從第一個動作開始依序執行。即使沒有做到最後一個動作，過程中覺得想睡也沒有關係，這時就好好地睡一覺吧。

在我指導的運動員中，幾乎所有人從第一個動作進行到第二個動作的過程中，都會想睡覺。因此我很推薦因自律神經狀態不佳，導致睡不好的人，可以在睡前試試自律訓練法。

在進行自律訓練法之前，以下有幾點希望各位讀者注意。

- 一個循環需要一至二分鐘，就算把時間拉長，也要在三至四分鐘內結束。
- 一天只做二至三個循環，不要超過四個循環。
- 請在能讓自己放鬆的安靜空間進行練習。
- 請穿能直接穿著入睡、不需更換的衣服，把手錶拿下來，將手機擺在遠一點的地方。
- 請於事前先上好廁所。

預備姿勢

躺在墊子或床上。雙腳保持與肩同寬，手心朝上張開。

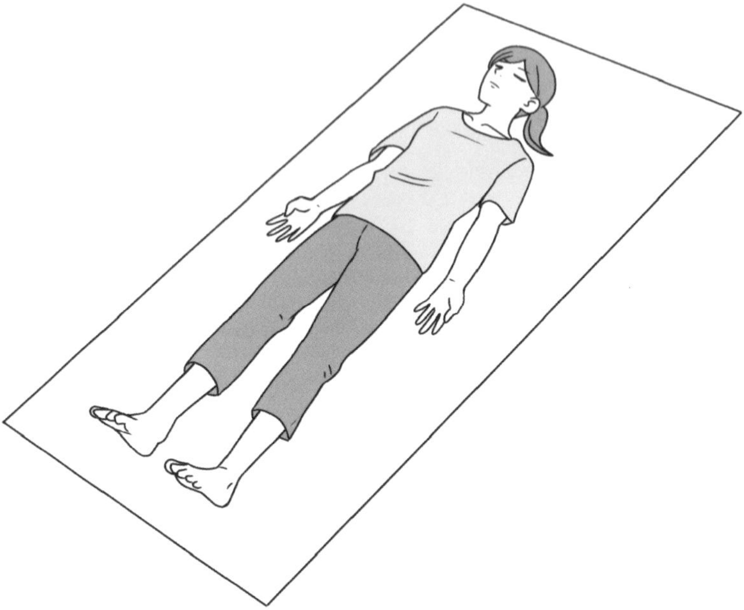

【在心中小聲地告訴自己】

「我的心情很輕鬆。」

「我正躺在草地上，溫暖的陽光照著我。」

預備動作

讓心情平靜下來

上半身挺直，閉上眼睛，吐氣，同時慢慢放鬆肩膀和脊椎。

在做完幾次深呼吸之後，回復到正常的呼吸。

動作一

感受兩隻手臂和兩隻腳的重量

從慣用手和腳開始進行（從感覺敏銳的慣用手和腳開始，比較容易感受到重量）。

關於手臂，先從練習一隻手臂開始，把意識放在手臂和肩膀的連接處，之後再進階到兩隻手臂。

腳的部位，也是從一隻腳再到兩隻腳，把意識從身體和腳連接的髖關節處，延伸至腳趾尖。

【在心中小聲地告訴自己】

「右（左）臂很沉……右（左）臂很沉」→「左（右）臂很沉……左（右）臂很沉」→「兩隻手臂都很沉……兩隻手臂都很沉」→「心情很平靜」→「右（左）腳很沉……右（左）腳很沉」→「左（右）腳很沉……左（右）腳很沉」→「兩隻腳很沉……兩隻腳很沉」→「心情很平靜」→「兩隻手臂和兩隻腳都很沉……兩隻手臂和兩隻腳都很沉」

動作二

感受兩隻手臂和兩隻腳的溫度

肌肉放鬆之後，末梢血管也會擴張，只要血流量增加，皮膚的溫度就會上升。

在此要有意識地去感受這個溫度。如果在練習時覺得脈搏跳動會產生陣陣疼痛或抽痛，請把對自己所說的話從「溫暖」改為「微溫」。

【在心中小聲地告訴自己】

「兩隻手臂很溫暖……兩隻手臂很溫暖」→「兩隻腳很溫暖……兩隻腳很溫暖」→「兩隻手臂和兩隻腳很溫暖……兩隻手臂和兩隻腳很溫暖」

動作三

感受心臟的跳動

※患有心臟疾病的人請勿練習

感受在自然放鬆狀態下心臟的跳動。

【在心中小聲地告訴自己】

「我的心臟正穩定且規律地跳動著……我的心臟正穩定且規律地跳動著」

動作四

感受輕鬆的呼吸

※患有呼吸系統疾病的人請勿練習

為了加深身心放鬆的程度，只要把注意力集中在重複進行自然的呼吸上。

【在心中小聲地告訴自己】
「輕鬆地呼吸……輕鬆地呼吸」→「呼吸好輕鬆……呼吸好輕鬆」

動作五

感受腹部的溫暖

※患有消化系統疾病的人，或可能引發低血糖症狀的糖尿病患者，請勿練習

想像由肺部把暖空氣送往腹部的景象。

【在心中小聲地告訴自己】
「肚子暖暖的……肚子暖暖的」→「胃附近暖暖的……胃附近暖暖的」

動作六

感受額頭的清涼

※有偏頭痛、頭部有外傷後遺症或異常部位的人，請勿練習。

雖然之前都是感受「溫暖」，但最後執行「頭寒足熱」的動作，更具有整合的效果。
請大家想像額頭受到涼風吹拂時的感覺。

【在心中小聲地告訴自己】
「額頭涼得好舒服……額頭涼得好舒服」

回復動作

感受心臟的跳動

練習回復動作，直到意識回到日常生活的狀態。
即使已經進行好幾個循環，在每一次結束時，都要記得做回復動作。

【在心中小聲地告訴自己】
「張開雙手……合上……（連續做五次這個動作）」→「接著彎曲手肘……伸直（連續做三次這個動作）」→「最後，邊深呼吸邊伸直背部」

儘管自律訓練法如果能從頭做到尾，且按照順序進行能收到最佳的效果，但因為想要一次就上手並不容易，所以從易於執行的動作開始嘗試也是OK的。有些運動選手為了消除上場前的緊張情緒，會在比賽開始的十分鐘之前，只做動作一讓自己放鬆。

在生活中能輕鬆實踐的自律訓練法

如果大家能於睡前在床上執行自律訓練法，並就此進入夢鄉，當然是再好不過了。但除此之外，我們也能在日常生活中進行自律訓練法。

像是在搭捷運或公車時坐在座位上，又或是工作時坐在辦公椅上的狀態下，都能輕鬆練習。此時兩腳間的距離保持與肩同寬，雙手手心朝下放置於膝蓋上。

假設你正在搭車前往面試的路上，心裡忐忑不安，擔心「好不容易到了最終面試這一關，如果沒有被錄取該怎麼辦？」緊張的情緒會讓交感神經處於優位。要是持續這樣的狀態，緊張的情緒使你在面試中不幸慘遭滑鐵盧也說不定。

因此當你感到緊張時，請保持坐姿，輕輕閉上眼睛，一邊緩緩呼吸，同時在心裡默唸「右手好沉」、「左手好沉」、「右腳好沉」、「左腳好沉」、「右手好溫暖」、「左手好溫暖」、「右腳好溫暖」、「左腳好溫暖」，像這樣來執行動作一或動作二。這麼做僅需電車或巴士行經一站的時間。

在面對像「面試如果失敗該怎麼辦？」這種有關未來的不安時，我們可以試著把當下的注意力轉移到手或腳上，在不知不覺中，情緒會緩和下來，如此就能以自然且平和的狀態去面對面試了（但還是要請大家注意，不要因為過度放鬆而睡著，結果坐過站了喔）。

在進行重要的簡報或會議前，如果擔心「不知道等一下能否順利完成」的話，緊張的情緒容易讓交感神經處於優位。請於活動開始前五分鐘坐在椅子上，輕輕地閉上眼睛，一邊呼吸，然後在心裡默唸「右手好沉」……

把自律訓練法加入生活習慣中，當我們感覺到自己「很緊張」、「覺得忐忑不安，心跳加快」時，都可以試著執行。養成這樣的習慣後，我們就能藉由調整自律神經減輕疲勞。

在捷運裡練習自律訓練法

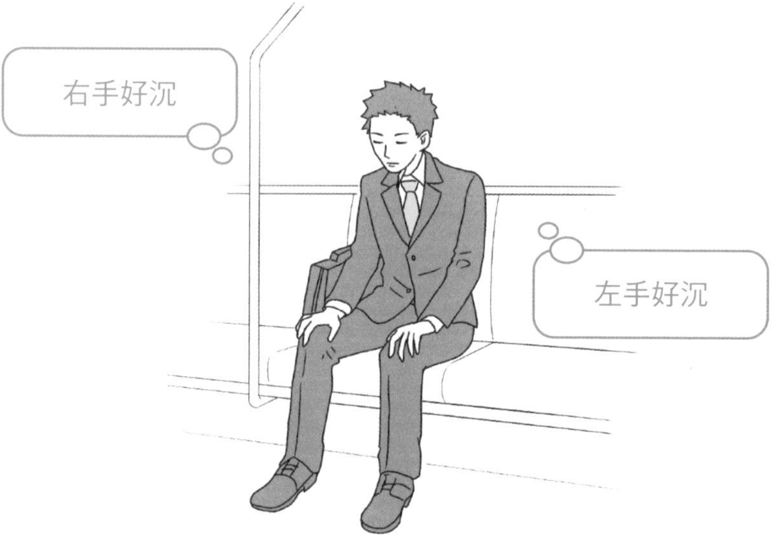

12 源自瑜伽的混合體操

Key Word
瑜伽／靜態伸展操／動態伸展操

To Do
☑ 將意識專注於現在，而非過去或未來
☑ 把融合靜態伸展操和動態伸展操的體操加入生活中

把注意力集中於「現在的自己」

近年來，以女性為主要客群的瑜伽風潮仍在持續發酵中。瑜伽除了包含伸展操及鍛鍊肌肉的項目，也有類似自律訓練法的動作，把意識專注在四肢，藉此消除緊張和不安，達到調整自律神經平衡的效果。

瑜伽的另一個優點，在於每一個動作都可配合自己的節奏練習，就算是不擅長運動或還不習慣動起身子的人，也可以輕鬆執行。此外，瑜伽最棒的地方，還在於它包含了許多「非日常」的動作，因此當人們在做瑜伽時，能夠得到「把意識集中在身體動作上」的好處。

把雙腳張開，指尖朝向外側，當手放在這個位置後，一邊吐氣同時大幅度地扭轉身體……當人們與呼吸連動，並努力去做在日常生活中絕對不會擺出的姿勢時，不知不覺腦海中的雜念也會消失得無影無蹤，而全神貫注在瑜伽的動作上。

不安和緊張之所以會讓交感神經感到興奮，是因為人們把意識專注在過去和未來上。像自律訓練法或瑜伽，把個人的意識集中於「自己的身體目前所處的狀態」這樣的「當下」，就能讓人們暫時忘掉過去和未來。

孩子不會在意過去和未來的事，他們總是努力活在當下。當大人看到小孩在公園裡開心地嬉戲時，心裡也會想：「孩子總是無憂無慮，真好。」我認為大人也應該像孩子一樣，好好地專注於「現在」才是。

靜態和動態的伸展操組合

雖然我不是瑜伽老師，但有教授和瑜伽同樣都強調專注於當下的放鬆體操。我是在早稻田大學的「Extension Center」裡，擔任這種體操的講師。我在針對一般民眾開辦的「讓身心保持愉快，在家裡也能做的伸展操講座」中，進行腳和腰部的肌肉訓練之前，會先請大家做這種暖身運動。

一般在做暖身時，通常都會重複好幾次一樣的動作，普通的伸展操也只是持續擺出相同的姿勢而已。雖然這類的伸展操動作單純，但一成不變的內容，會讓人們在做這些動作時容易分心，頭腦裡還天馬行空地亂想著：「那件事情我好像還沒處理好耶，該怎麼辦才好……」

但我的這個體操不會反覆做相同的動作，停住不動的時間也很短。和瑜伽一樣，不同的動作會一個接著一個，慢慢地持續進行下去。也就是說，它融合了靜態伸展操和動態伸展操（關於靜態伸展操和動態伸展操，請參考第一五一頁的內容）。許多體驗過的學員都表示「身心都輕鬆不少」、「建議我做瑜伽會對身體有益的朋友，這是我第一次體會到他話中的意思。」將意識專注在身體上，清空大腦裡的思緒，就能重新淨化我們的身心狀態。

接下來我要向各位介紹這個融合了靜態伸展和動態伸展的體操。因為整個流程只需十到十五分鐘，所以大家不妨在缺乏靈感，或因緊張感到焦慮不安時，試著做做看，相信一定可以幫助大家調整自律神經的平衡。

動態＋靜態的伸展操1

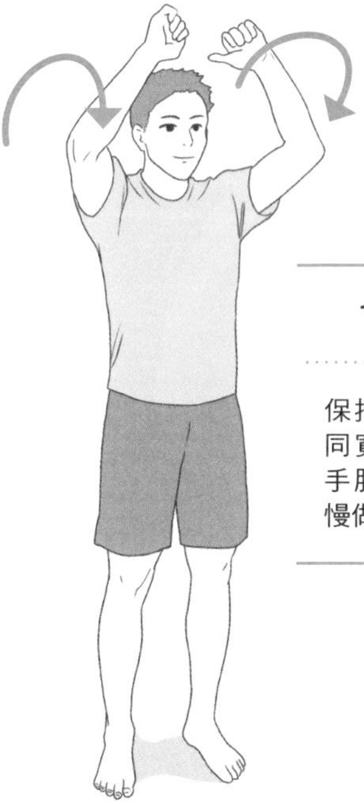

1. 轉動手肘

保持站姿，兩腳與肩同寬，轉動手肘。用手肘畫一個大圓，慢慢做這個動作 5 次。

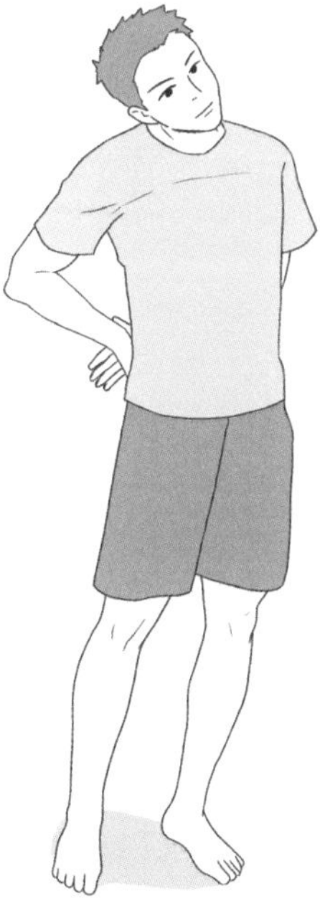

2. 握住手腕

握住手腕，把握住的手腕往橫向移動時，頭也倒向同一側，維持這個姿勢 5 秒鐘。

＊重複這個兩式一組的動作 5 到 10 次。另一隻手腕也是相同的做法。

動態＋靜態伸展操2

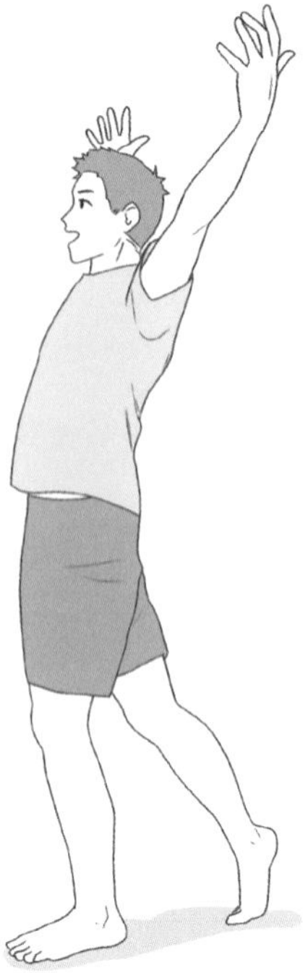

1. 初始動作

雙腳保持一前一後的姿勢，舉高雙手並往上伸展。維持這個姿勢，將身體往前傾，然後把手往後方伸展。

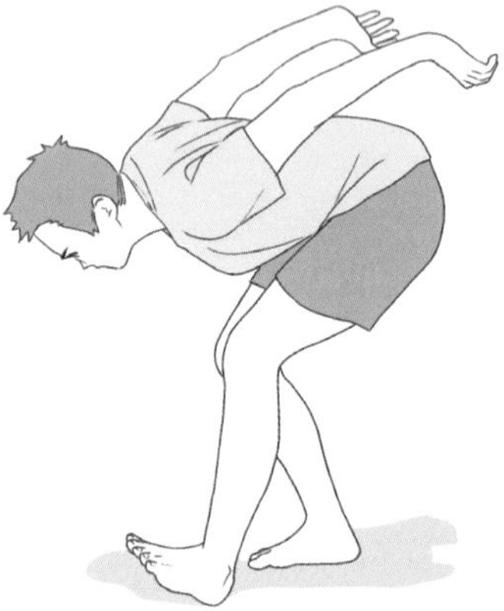

2. 彎腰動作

彎下腰，使上半身往前傾，然後從這個姿勢再恢復到步驟 1 的伸展狀態。重複這個動作 5 次。

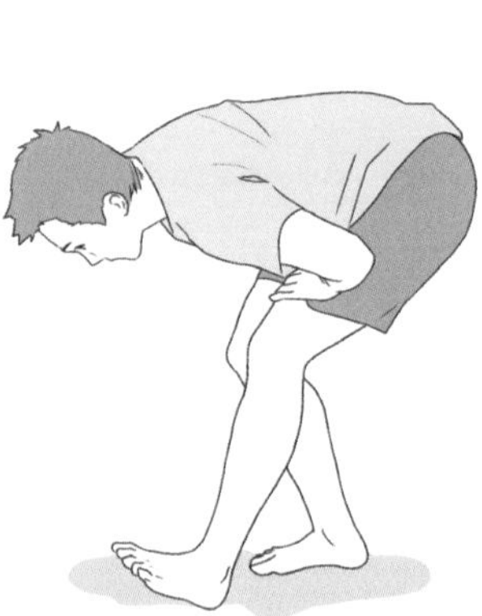

3. 伸展動作

最後，維持彎腰的姿勢，一邊吐氣，同時將臀部往後推，從大腿內側延展臀部的肌肉。維持這個姿勢 5 秒鐘。

＊右邊做 2 次，左邊做 2 次。
這套動作共做 1 到 3 次。

動態＋靜態的伸展操3

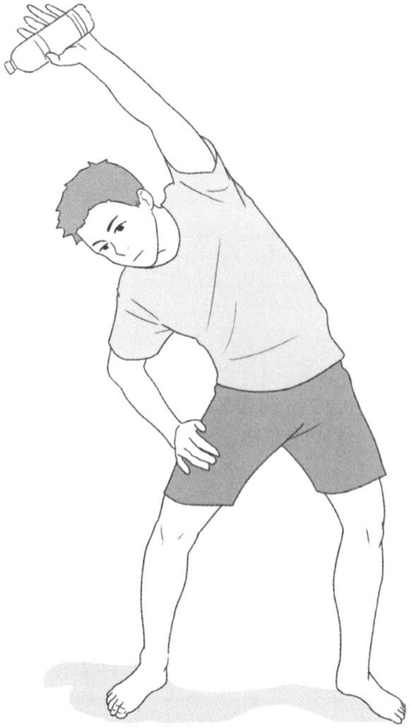

1. 伸展動作

單手拿著裝入500ml水的寶特瓶，保持站姿，兩腳比肩膀略寬。先吸氣，然後在吐氣時把寶特瓶往天花板的方向舉高，同時伸展身體側邊。

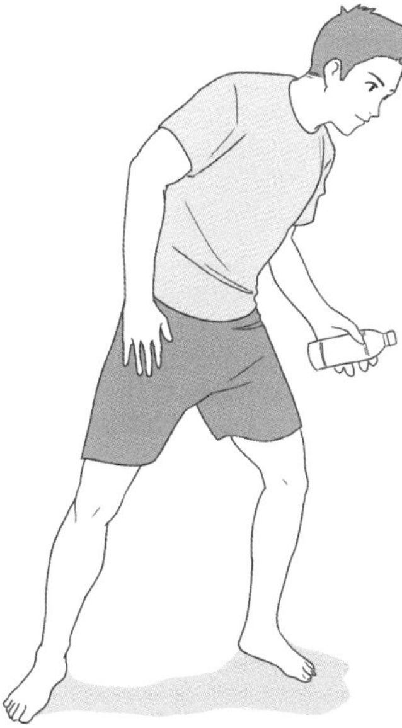

2. 收縮動作

接著從伸展的姿勢，將拿寶特瓶的手放下，慢慢收縮身體側邊，維持縮著的姿勢，同時吸氣。然後吐氣，並再次進行步驟1的伸展動作。

＊右邊做2次，左邊做2次。
這套動作共做1到3次。

【※動作的影像解說請參考第13頁的連結。】

〈第二章〉

打造不疲勞身體的訓練

從事「不過度，累到剛剛好」的運動

13

我們需要有點累、又不會太累的訓練

Key Word

肌力／耐力

To Do

☑ 為了讓自己不疲累，我們需要養成從事「疲勞訓練」的習慣

有體力才能讓人不疲勞

為了打造不容易疲勞的身體，我們需要透過鍛鍊來提高個人的體力，而體力的核心為「肌力」和「耐力」。

人們需要藉由對衰弱的肌肉進行刺激來加以訓練。即使攝取了許多組成肌肉來源的蛋白質，卻沒有透過鍛鍊給予肌肉刺激，那麼要想提高肌力和耐力，也是緣木求魚。

對運動不足的人來說，跑個一公里可能就像參加馬拉松賽跑，在抵達終點的那一刻，會累到得蹲下來休息，甚至可能久久無法起身。對於這種人，其實只要透過鍛鍊就能提高體力，當力量增強之後，甚至能達到跑個十公里也不會覺得累的程度。

若想打造不會累的身體，我們得先執行會讓自己感到疲勞、稍微具有一點難度的訓練。進行會感到疲累的訓練，不只可以提升個人的體力，還能為自己打造能耐得住疲勞的體內環境。雖然聽起來有點矛盾，但為了甩掉疲累，我們需要做會讓自己感到疲勞的訓練。

14 低負荷×多次數的運動，做得久又不易累

Key Word

中樞疲勞／末梢疲勞／代謝疲勞／ATP／乳酸／血漿蛋白緩衝系／階層訓練

To Do

☑ 藉由反覆施加較輕的負荷來執行「逐層訓練」，達到增強體力的效果

中樞疲勞是由大腦發出的危險信號

「想要打造不疲勞的身體，我們需要執行會讓自己感到疲勞的訓練」，或許有些人看到上述這句話時，會覺得有點矛盾吧。

因此，首先讓我來向大家解說一下，為什麼我們需要進行會感到疲勞的訓練吧。

簡單來說，**這麼做的目的，是為了幫助自己培養出能耐得住「中樞疲勞」和「末梢疲勞」的體力**。

所謂「中樞疲勞」是指當我們感到體力真的要耗盡之前，身體會採取的「踩剎車」行為。人們之所以會感到體力已經到達極限，覺得「真的撐不下去了！」原因和代謝疲勞有關，這是因為驅動身體的代謝系統發生機能不全所產生的現象。

肌肉是能驅動身體的引擎，若想讓肌肉動起來，氧氣和能量是不可或缺的要素。

進一步來看，能讓肌肉動起來的直接能量，是稱為ATP（三磷酸腺苷）的物質。ATP除了肌肉之外，也提供能量給所有細胞。即使沒有做運動，我們每個人每天也需要和自己體重相當的ATP。

然而儲存在人體內的ATP，只有數百公克而已，若要合成與體重相當的ATP，必須不斷對ATP進行回收再利用才行。當ATP被分解產生能量後，它就會變成ADP（二磷酸腺苷），然後ADP會利用氧氣、醣類和脂肪酸等能量源，讓自己重新變回ATP。

但在缺乏氧氣和能量源時，再合成ATP的代謝迴路將無法運作，會導致肌肉和臟器無法活動而壞死的情況發生。為了預防這種情況發生，**大腦會於事前發出「因為身體已經累了，所以請別再運動」這樣的危險信號，這就是中樞疲勞**，它是為了保護人體的一種安全裝置。

就算是能輕鬆跑完十公里的跑者，如果他以全力參與長達四十二・一九五公里的全程馬拉松，到了後

中樞疲勞

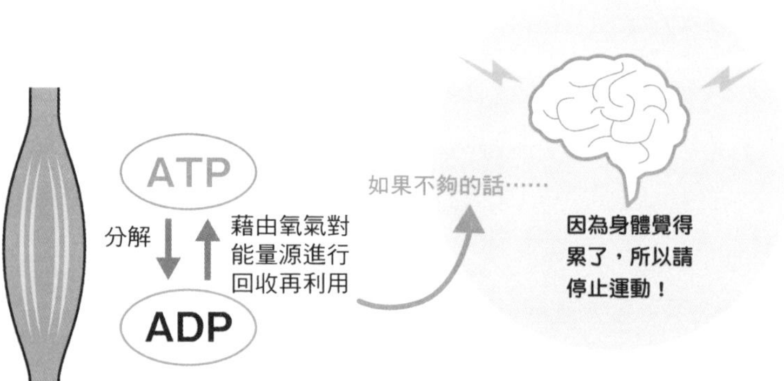
ATP
分解
藉由氧氣對
能量源進行
回收再利用
ADP
如果不夠的話……
因為身體覺得
累了，所以請
停止運動！

半段肯定會筋疲力盡。然而我們經常能發現，當選手看到終點就在眼前，在「只剩下一點距離」的那一刻，腳步會突然輕盈起來，速度也隨之提升的例子。

大家應該都曾在電視上看過，當頂尖的馬拉松選手一進入設置終點的體育場內賽道時，他們會好像進行了變速，跑步的速度陡然提升的畫面吧。

選手們之所以能在即將抵達終點前，這種應該是最缺乏體力的狀態下瞬間加速，原因在於無法補充氧氣和能量源，導致ATP會陷入枯竭狀態的不安情況即將消失，所以不用再保留餘力，於是解除了中樞疲勞這個剎車裝置。

中樞疲勞能幫助我們在體力透支之前先踩剎車，它的存在對人們來說確實很重要。**但如果因為運動量不足，讓身體不習慣持續保持在運動狀態下，可能會導致中樞疲勞過早就發出警告。**這是因為身體對運動還無法適應，所以無法預測還要多久才能再度合成ATP，結果就會當我們明明還有餘力時，中樞疲勞卻早早為我們先踩了剎車。

在我的客戶之中，有些人首次和我一起慢跑時，雖然我們的速度已經放得很慢了，但結束後他們還是會哭喪著臉對我說：「我覺得自己都要累死了！」然而在不到一個月的時間裡，他們大多能順利提升自己的速度。

會出現這樣的變化，與其說是體力變好了，不如說他們已經習慣運動，知道應該留下多少餘力對自己來說會比較合適。這也顯示出，中樞疲勞知道應該在什麼時候踩剎車了。

為了矯正中樞疲勞會過早踩剎車，以避免讓自己一下子就感到疲勞的問題，我們需要做些會感到疲勞的高強度訓練才行。

讓末梢不疲勞的方法

末梢疲勞是從肌肉內部產生的。這是只要肌肉不斷活動，就會出現運作時越來越不順暢的一種機制。

在過去很長一段時間裡，「乳酸」都被認為是誘發末梢疲勞的物質。即使到了現在，許多人仍認為「乳酸＝疲勞物質」。

然而，乳酸本身其實並非疲勞物質。

確實，當我們在從事會讓自己感到疲勞的運動時，肌肉內部會產生大量的乳酸，在ATP大量被回收再利用的情況下，乳酸也會隨之增加。

儘管乳酸可以作為能量源被再利用，但當人們持續進行會感到疲勞的運動時，乳酸會暫時累積在肌肉裡，然後與人體內的水發生反應，產生氫離子。正因如此，肌肉裡的氫離子濃度指數，才會呈現為酸性。

其實透過體內平衡（又稱為恆定狀態或恆定性）的機制，肌肉和人體內的pH值，會經常保持在弱鹼性的狀態下；再合成ATP的酵素也得在弱鹼性的環境裡，才能維持其運作。可是一旦肌肉裡的乳酸增加，導致氫離子過剩，pH值會變成酸性。**而當再合成ATP的酵素處於酸性的環境中，會導致其運作出現鈍化的現象，進而造成能**

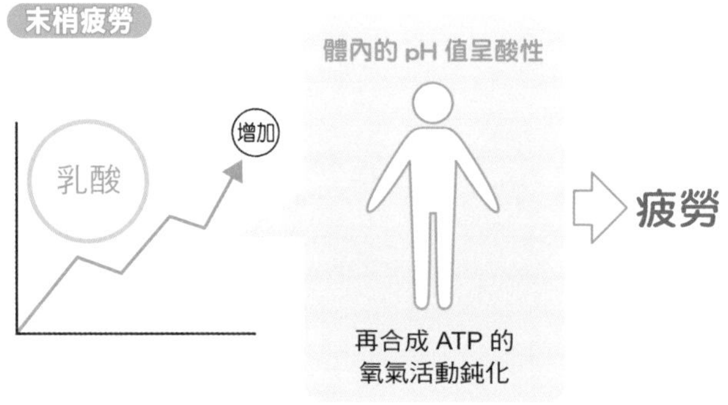

量供給不足，導致末梢疲勞。

如果不希望末梢疲勞，人體需要有能夠中和氫離子，使pH值保持在弱鹼性環境下的物質來助陣才行。而血液（血漿）裡的蛋白質，正好就是這種物質。因為構成蛋白質的胺基酸，具有能夠吸引氫離子這種特性的胺基，以及排出氫離子這種特性的羧基，所以能夠調節酸鹼值，這就是所謂的「血漿蛋白緩衝系」。

也就是說，為了防止產生末梢疲勞，我們需要強化自身的血漿蛋白緩衝系，執行會感到疲勞的訓練。

在我們持續執行會在體內積累乳酸的高強度訓練過程中，為了應對這種情況，「血漿蛋白緩衝系」也會得到強化。藉由這種方式來提高調整pH值的能力後，因為乳酸不會轉變為氫離子，而是保持在原本乳酸的狀態下，成為再生ATP的能量源被加以利用，我們自然就不容易感到末梢疲勞。

透過「階層訓練」擊敗疲勞

如前所述，為了要打造能夠戰勝中樞和末梢疲勞的身體，高強度的訓練（會讓自己感到疲勞的訓練）是絕對必要的。

但高強度的訓練指的又是什麼呢？

許多人一聽到「高強度的訓練」，腦海中浮現的畫面可能會像健美或舉重那樣，訓練時得舉起一些很重的東西才行。然而事實並非如此，請各位不用擔心。

「階層訓練」是我在指導運動員時，為了幫助他們打造一個能戰勝中樞和末梢疲勞的身體，所提出的訓練方式。

「低負荷×多次數」是這個訓練的特色，亦即不斷反覆去做負荷較輕的訓練。

因為訓練強度＝負荷×次數，所以就算是「低負荷」，但只要反覆執行的話，就能變成「高強度」的訓練。反之，如果是高負荷，但執行次數卻很少，也無法成為高強度的訓練。

舉例來說，舉10公斤的啞鈴100次，總計舉了10公斤×100次＝1000公斤。但要是換成重達30公斤的啞鈴，只舉了30次，那麼總計的重量則為30公斤×30次＝900公斤。從結果來看可以知道，前者的訓練強度較高。

累積低負荷的訓練

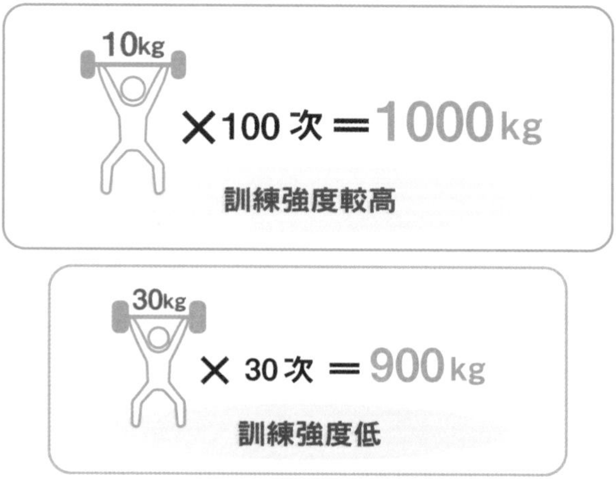

因為舉重物是一種高負荷的訓練，所以很難做到大量增加執行的次數，結果往往是「高負荷×低次數」。由於次數少，因此訓練很容易在中樞和末梢疲勞發生之前就結束了，如此一來，則很難培養出能耐得住疲勞的體力（但這種訓練方式對於鍛鍊肌肉或增加力量則有其效果）。

15 養成運動習慣的「Plus One 訓練」

Key Word
Plus One 訓練／WHO 的運動指導方針

To Do
☑ 在一般日常的訓練上「加一」，讓自己逐漸養成運動的習慣

用「Plus One 訓練」逐步培養運動習慣

上一節介紹了我針對運動員所提出的階層訓練，這個訓練強調，去執行數百次相同的動作，直至筋疲力盡為止。在這樣的訓練過程中，我們能改變自己的體質，而耐得住中樞和末梢疲勞。

對運動員來說，雖然是低負荷的強度，但反覆執行階層訓練直到激烈消耗完體力為止，並非是件輕鬆的事，還得花費不少時間。因此針對一般人，我建議可以用「Plus One 訓練」來取代「階層訓練」。Plus One 訓練其實是我為了讓一般人也可以簡單執行階層訓練所做的改良版本。

「Plus One 訓練」正如它的名稱所示，指的是我們要有意識地在一般的訓練之外，多加上一個項目，也就是「Plus One」。

用來提升體力的訓練，大致上可以分為有氧運動以及肌肉訓練這兩類。

有氧運動是藉由氧氣來燃燒體脂肪，能使人增加持久力並達到減重的效果。快走（速步）、健走、跑步、騎自行車、游泳和跳舞等，都是廣為人知的有氧運動。

肌肉訓練則是透過增加肌肉的負荷來進行訓練，能將原本無力的肌肉變強大。肌肉訓練可分為徒手訓練，以及使用啞鈴、槓鈴和其他機器等兩種方式。

要想打造不易疲勞的身體，增強持久力和提高肌力，從事有氧運動以及肌肉訓練是不可或缺的方式。雖然要做到什麼程度，會因為個人想達到的目的而有不同，但也可以參考一下WHO（世界衛生組織）有關運動的指導方針（請見下圖）。

當然，對還不習慣運動的人來說，立刻就想達到該指導方針的建議，並不是容易的事。因此，首先可以透過「Plus One 訓練」逐步養成運動的習慣，接著再一步步往目標靠近。

WHO 的運動指導方針

（18 ～ 64 歲）

- 每週進行150至300分鐘的中度有氧運動，或每週進行75至150分鐘的激烈有氧運動。
- 每週進行至少兩次包括主要肌肉的肌力訓練。

16 Plus One訓練一：有氧運動

Key Word

有氧運動／快走／慢跑／微笑速度／安靜心率／最大心率／卡蒙那公式／目標心率

To Do

☑ 保持正確姿勢，大幅擺動手臂，實踐以加大步幅來行走的快走
☑ 習慣快走後，慢慢轉為慢跑
☑ 跑步的速度以「能保持笑容與人對話」的程度作為標準

有氧運動的 Plus One 訓練

最簡單易行的有氧運動是「快走」[1]。快走不像散步那麼輕鬆隨意，實踐時需要保持正確的姿勢，在大幅擺動手臂的同時，以邁開大步的方式來行走。

舉例來說，為了彌補運動不足的情形，有些已經養成快走習慣的人，會在最靠近公司的前一站下車。但進行僅有一站距離的快走，對於打造不疲勞的身體來說，在訓練分量上略顯不足。因此當快走結束後，得再靠「Plus One」來增加訓練的強度。

在最靠近公司的前一站下車，以快走的方式抵達公司後，也不要搭乘電梯或手扶梯，而是以爬樓梯的方式走到自己辦公室的那層樓。如果情況換成回家，則是在離家最近的前一站下車，以快走的方式回去，到家時也不要使用電梯，而是用爬樓梯的方式走到住處。回家途中如果會遇到天橋，也不妨將其納入訓練中。

1　一般來說，普通人一小時的步行距離約為四公里，快走的速度則約為一小時五至六公里。

訓練結束後，若能達到「沒辦法繼續再往上爬了」的疲勞感，是最理想的狀態。但如果行有餘力，下次可改為在公司的前兩站下車，以快走的方式抵達公司，然後一樣爬樓梯上去。

如果這麼做之後還是覺得強度不夠，則可以從快走畢業，改從事慢跑。

當然，執行方法可不是說跑就跑，而是從快走開始過渡到緩步慢跑，當身體有點辛苦時，再回到快走，也就是重複執行快走↓慢跑↓快走↓慢跑……這樣的循環。當身體習慣跑步後，就可以逐漸縮短快走的時間，試著從開始到最後，都以慢跑的方式來進行。當慢跑完後，能產生「雖然身體有點累但挺開心的，明天還要繼續這麼做」這種感覺，是最理想的狀況。

令人意外的是，不少有氧運動的初學者都表示自己「快走還可以，但跑步就不太行了」。然而在不擅跑步的人之中，其實有超過半數都跑得太快了。**直到感到疲勞之前，能夠長時間且持續跑下去的速度上限，應該以「會感到有點難受」的速度為基準。**這樣的速度雖然會加快呼吸，但不至於上氣不接下氣。即使和朋友一起跑步，也能保持微笑且長時間彼此交談的速度，這就是所謂的「**微笑速度**」。

有氧運動的階層訓練法

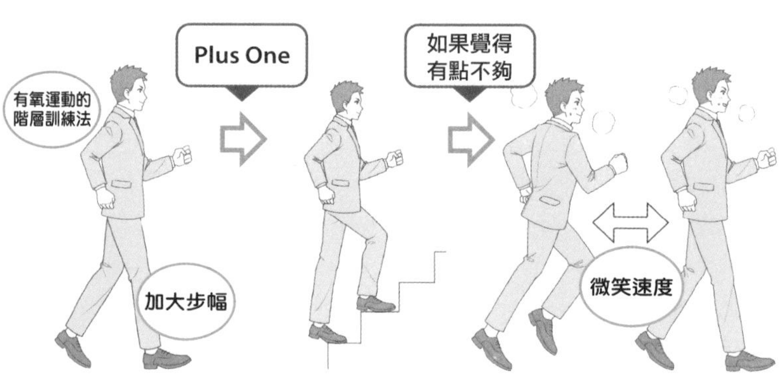

運動時應該維持的目標心率

跑步時，配戴能測量心率的智慧型手錶或跑步錶，可透過心率設定更精準的跑步速度。藉由心率來設定運動強度時，要以「安靜心率」和「最大心率」作為基準。

我們可以在睡醒時，在床上測量自己的安靜心率。最大心率是在從事激烈運動時的心率，可以用「**最大心率≒220－年齡**」這個公式，簡單算出一個數值。例如，對一個三十歲的人來說，他的最大心率約可設定為〔220－30＝每分鐘190次〕。

之後，我們就能藉由「卡蒙那公式」來設定運動時應該維持的目標心率，該公式如下：

目標心率＝〔最大心率－安靜心率〕×目標運動強度＋安靜心率

目標運動強度要以「最大心率的百分之幾」來做運動而決定。**要想打造一個不會疲勞的身體而進行慢跑時，以最大心率的百分之六十至八十最為合適。**

假設一個三十歲的人，他的安靜心率為70，最大心率為190，那麼以最大心率的百分之六十來慢跑的話，心跳次數可設定為（190－70）×0.6＋70＝每分鐘心跳142次。

從WHO的指導方針來看，心跳次數為最大心率百分之六十的運動，可視為「中度的有氧運動」，心跳次數為最大心率百分之八十的運動，可視為「激烈的有氧運動」。因為WHO的指導方針是以週為單位，因此當各位要把該方針納入自己的生活習慣時，還需要對運動的頻率和持續時間做調整才行。

17 Plus One訓練二：肌肉訓練

Key Word

肌肉訓練／徒手訓練／超補償／深蹲／伏地挺身／弓步蹲／高舉腿坐／雙槓屈臂支撐／分離式課表

To Do

☑ 各種肌肉訓練，先從10次×3組開始
☑ 習慣之後，開始慢慢增加一組動作中的次數和組數
☑ 二、三天做一次
☑ 在時間有限的情況下，可以採取把訓練內容分成不同部分的「分離式課表」

徒手訓練的Plus One

接著來談談肌肉訓練。其實我們不需要上健身房，也能在家自己做肌肉訓練。利用自己的體重來進行的徒手訓練如深蹲、伏地挺身、高舉腿坐等，都是這類的訓練。

而前面提到的「Plus One」精神，一樣可以套用在徒手訓練上。

如果你每天能做到10次×3組的深蹲，那麼接下來可以試著增加每一組深蹲的次數，或增加執行的組數，抑或同時增加兩者的數量。例如把深蹲的次數增加到15次×3組、12次×4組或12次×4組。藉由這樣的調整，使自己在做完訓練後，能產生「到此為止，我不行了」程度的疲勞感。當我們放慢動作的速度，即使每次所做的深蹲在次數和組數上都一樣，也能增加強度。

當我們做完肌肉訓練後，會因為疲勞的累積，使肌力暫時下降。**此時只要透過攝取蛋白質**

等營養，再充分休息四十八小時，肌肉就會恢復，肌力也會比訓練之前更加提升，這種現象稱為「超補償」。「超補償」讓我們知道，強度較高的肌肉訓練不需要每天都進行，只要二至三天做一次就可以了。

增加運動的種類，也是一種「Plus One」。如果到目前為止，你一直都是做深蹲、伏地挺身和高舉腿坐，或許可以試著增加弓步蹲或雙槓屈臂支撐等項目。每一種項目都可以從15次×3組開始，然後再慢慢增加每一組動作的次數或組數。

這裡補充一下，**深蹲和弓步蹲是針對大腿和臀部，伏地挺身是針對胸部與肩膀，高舉腿坐是針對腹部，雙槓屈臂支撐是針對上臂外側的肌肉訓練**。只要能執行以上這幾種訓練，就能鍛鍊到WHO所提到的主要肌肉部位。

當執行的訓練只有二至三種時，一次就能夠做完。但是當訓練的種類增加之後，我們可能就沒有時間一次做完全部的動作了。這個時候，不妨採用**分離式課表法，這是一種把不同的訓練分成幾個部分來執行的方法**。

假設現在有深蹲、伏地挺身、高舉腿坐、弓步蹲和雙槓屈臂支撐等五種肌肉訓練項目，我們可以把深蹲、伏地挺身和高舉腿坐等三個項目列在一個課表內，弓步蹲和雙槓屈臂支撐列入另一個課表，然後交替執行這兩種課表。如果這兩種課表的內容，我們每週都能執行兩次，就可以達成第六十二頁所提到WHO指導方針的要求了。

接下來，我將為大家解說正確的訓練方法。

徒手訓練－深蹲

1. 深蹲
（開始 & 恢復動作）

雙腳打開至比肩膀略寬，腳尖略朝外。
手臂自然下垂，並讓肩胛骨往後拉，胸口有擴張的感覺。

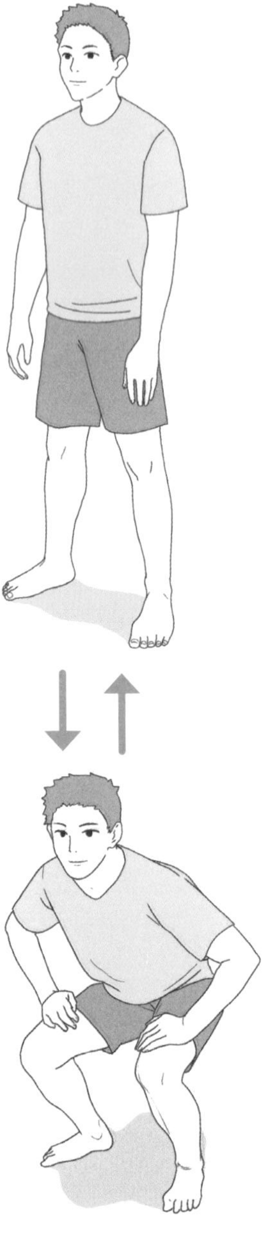

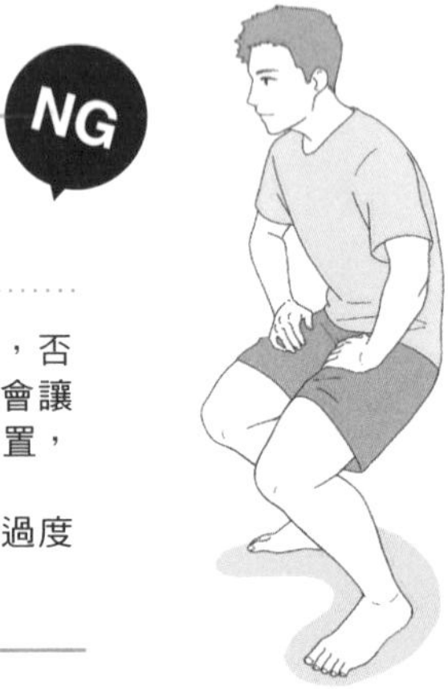

深蹲

讓臀部盡量往後坐，否則身體過度前傾，會讓膝蓋超過腳趾的位置，對膝蓋造成傷害。
另外，也注意不要過度拱背。

2. 深蹲
（蹲下的動作）

感覺像是要往後坐到椅子上，兩手放在大腿上，將臀部向後翹並向下蹲，把身體的重量平均分散在雙腳上。
維持這個姿勢四秒後，緩緩伸直膝蓋站起來，恢復到步驟 1 的姿勢。拉伸背部肌肉，臉部不要朝下。

徒手訓練—伏地挺身

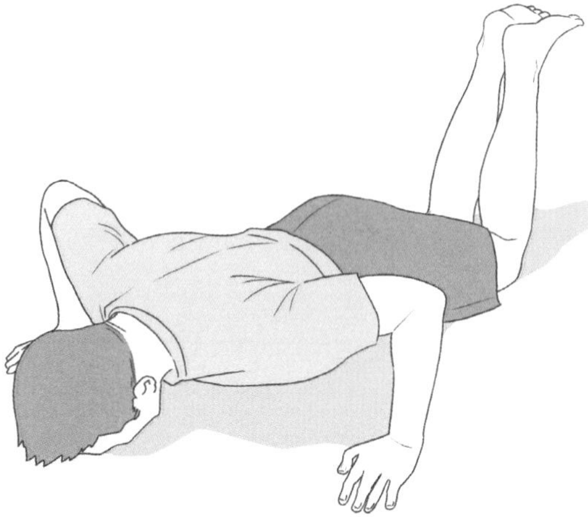

1. 伏地挺身
（初始動作）

兩膝彎曲抵住地板，雙手張開，置於胸部的兩側，手指微向外打開。注意別讓腰部貼地，下顎勿抬得過高，也不要拱背。
以這個姿勢彎曲手肘，使身體往下降，用四秒鐘完成。

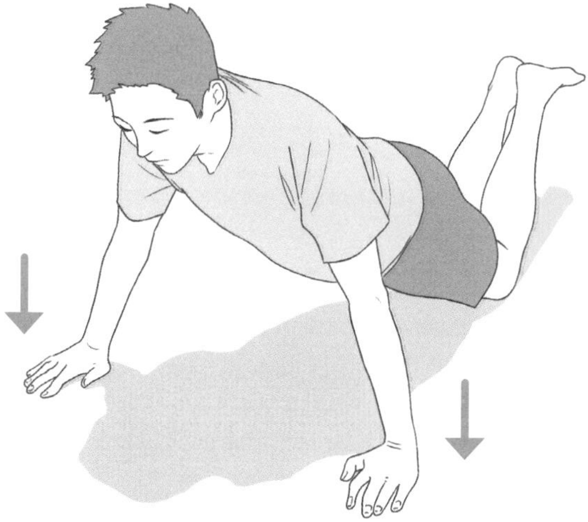

2. 伏地挺身
（壓地板的動作）

維持上述的姿勢，讓兩手以壓著地板的方式，把身體撐起來。用四秒鐘完成。

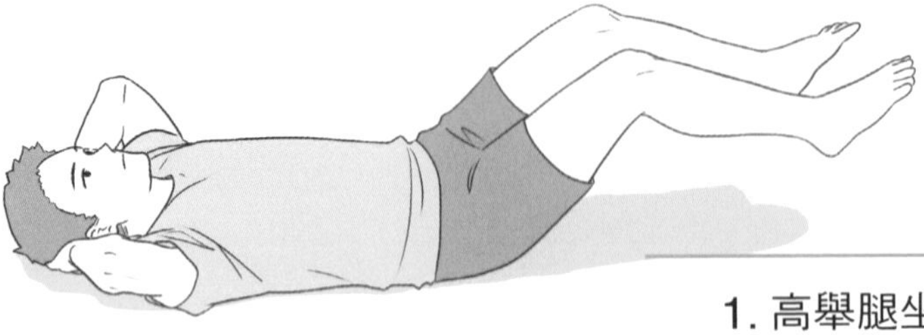

1. 高舉腿坐
（初始動作）

躺在地板上。雙手放在頭後方，雙腳稍微舉起，膝蓋微彎。
維持這個動作，讓身體像英文字母「V」，同時抬高雙腳和身體。
彎曲的雙臂盡量往後伸展，並與地板保持平行。

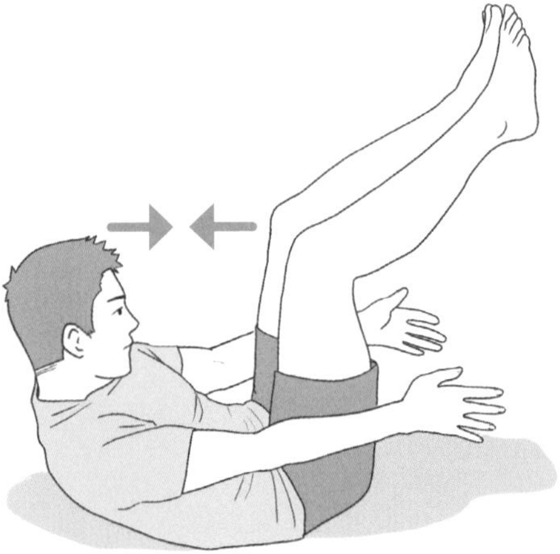

2. 高舉腿坐
（下一步動作）

以大約三秒鐘的時間，讓身體慢慢擺出如左圖的姿勢，之後再恢復到步驟 1 的初始動作。注意：不要利用反作用力來重複執行動作。

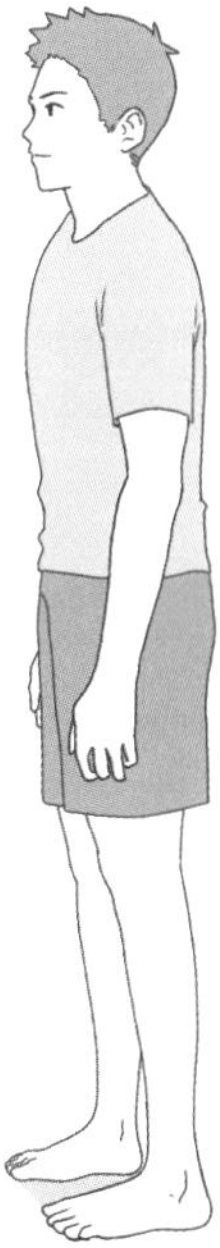

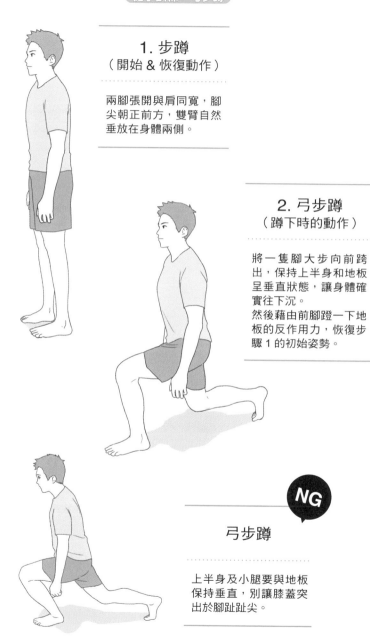

1. 步蹲
（開始 & 恢復動作）

兩腳張開與肩同寬，腳尖朝正前方，雙臂自然垂放在身體兩側。

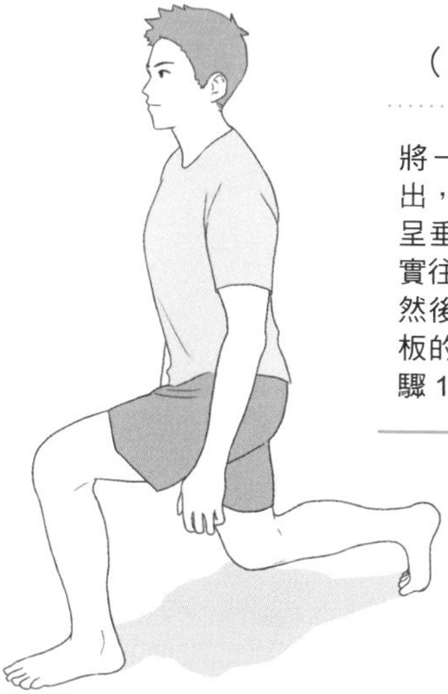

2. 弓步蹲
（蹲下時的動作）

將一隻腳大步向前跨出，保持上半身和地板呈垂直狀態，讓身體確實往下沉。
然後藉由前腳蹬一下地板的反作用力，恢復步驟 1 的初始姿勢。

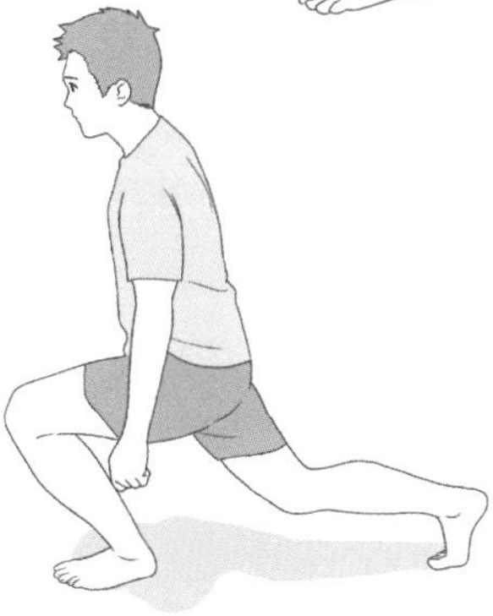

NG

弓步蹲

上半身及小腿要與地板保持垂直，別讓膝蓋突出於腳趾趾尖。

徒手訓練－雙槓屈臂支撐

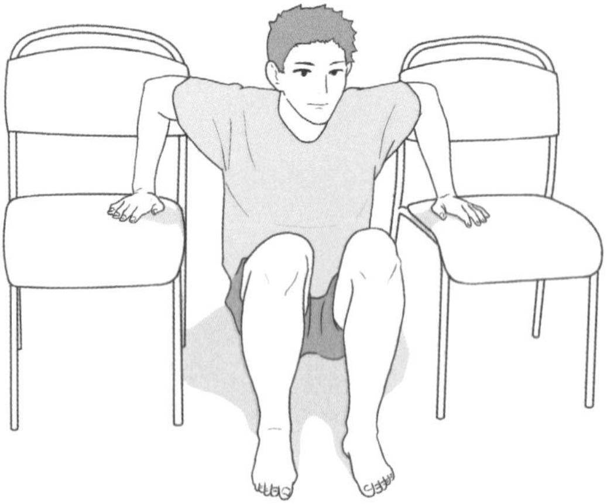

1. 雙槓屈臂支撐（初始動作）

雙手放在兩張椅子的椅面上，雙腿往前微微張開。
維持這樣的姿勢，同時彎曲兩肘和雙腿，讓臀部往下沉。

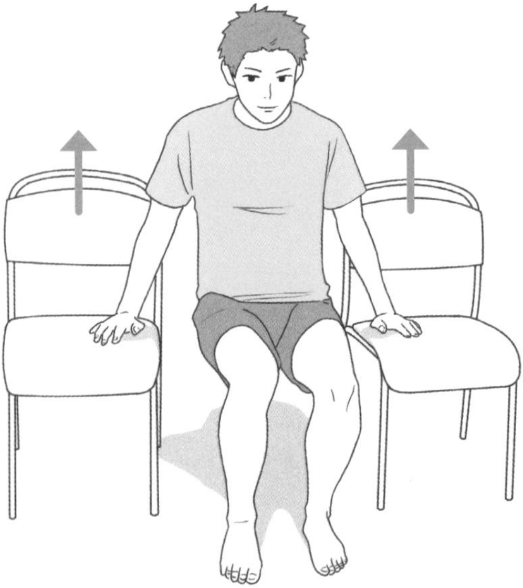

2. 雙槓屈臂支撐（下一步動作）

在兩肘彎曲的狀態下，不借用反作用力來伸直，而是利用肩膀周圍以及手腕肌肉的力量，用 4 秒鐘撐起身體，然後再用 4 秒鐘，恢復到初始動作的姿勢。

※ 動作解說短片請參考第 13 頁的連結。

18 持續 Plus One 訓練的訣竅一：開倒車原理

Key Word 開倒車原理／自我效能

To Do ☑ 不要否定「三分鐘熱度」，否則會降低自我效能

相信能達成目標的「自我效能」真的很重要

對完全沒有運動習慣的人來說，為了打造不疲勞的身體而實踐的「Plus One 訓練」，可能從門檻上來說確實有點高。

其實「Plus One 訓練」原本就不太可能在短時間內看到顯著的效果，正所謂「唯有堅持才會給力」，想要看到成績，就得努力執行一陣子才行。接下來，就讓我來傳授各位能夠堅持下去的幾招祕訣吧。

首先我希望大家都要認知到，無論剛開始執行這個訓練時，個人的鬥志有多麼高昂，（「好，我一定要堅持下去！」）最後還是會想偷懶。心理學告訴我們，當人們想開始做某件事情之後，大約在一年之內，有百分之八十的人就會回復之前舊習慣的狀態，這被稱為「開倒車原理」。

因此，訓練難以持續下去完全是可以預期的。但若是以「三日坊主」[1]告終，也不要批評

開倒車原理

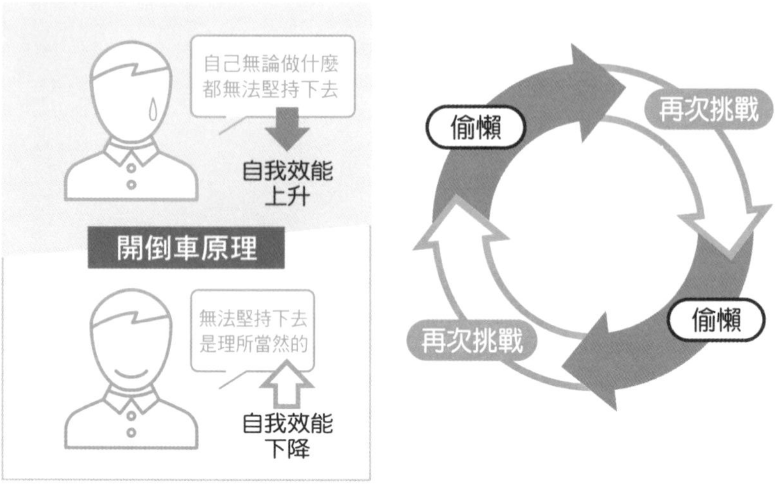

自己「做什麼都無法堅持下去」、「意志力實在太薄弱了」。

因為一旦我們批評自己，「自我效能」就會降低。自我效能指的是，「只要我去做，就一定會成功」這樣的自信。由於自我效能是動機的泉源，所以自我批判只會讓堅持下去的念頭消失。

當我們把「三日坊主」視為理所當然的事情後，就不會予以否定。如此就能避免自我效能低落，讓自己願意踏出新的一步，信心滿滿地認為：「或許下一次就會成功，我還要再次挑戰。」

假設下一次挑戰還是不成功，出現偷懶→執行→偷懶→執行……的情形，我們仍得重新開始，繼續堅持才行。如此一來，你將能在一年之後，成為能夠養成新習慣那百分之二十的人。**其實就算是「三日坊主」，只要重複了五次，不也是堅持**

了兩週以上嗎？

我們是否能持續做某件事情，其實並非受到意志力的控制，關鍵還是在於一個人「能否把某個行為培養成習慣」。在我們不斷重複當「三日坊主」的過程中，其實不也在逐步將其納入自己的生活習慣中嗎？然後不知道哪一天，事情就這麼繼續做下去了。

1 譯註：「三日坊主」為日文的「四字熟語」（類似中文的成語），「坊主」指的是僧侶（人）。這句話的原意是只當了三天僧侶的人，引申為對一件事情只有三分鐘熱度或很難堅持下去的人。

19 持續 Plus One 訓練的訣竅二：兩星期挑戰

Key Word 新的習慣／兩星期挑戰

To Do ☑ 在兩個星期內，養成每天交互執行有氧運動和肌肉訓練的習慣

藉由「兩星期挑戰」來養成習慣

各位認為要養成一個新的習慣，需要花多少時間呢？

這個問題經過世界各地研究者的一番激烈交鋒之後，目前以二十一天（三週）和六十六天（約兩個月）這兩種說法最為有力。

儘管如此，截至目前為止仍沒有一錘定音的結論。**這裡我想建議各位讀者採用「兩星期挑戰」，這是一個時間更短卻容易理解的訓練法。執行方式是在兩個星期內，每天交互執行有氧運動和肌肉訓練。**

因新冠肺炎蔓延，我於二〇二〇年的四至五月，這段日本全國各地活動都暫時停辦的時期，透過視訊的方式，為客戶運動量不足的問題，提出「兩星期挑戰」這個解決方案，也得到很不錯的回饋。許多人都告訴我：「這個方法我做得到」、「因為只有兩星期，所以不會感到很辛苦」，真令人感到欣慰。

兩星期挑戰並不是只做兩週就結束了，而是藉由過程中僅有一天的「ＯＦＦ日」，讓人能重新調整好心情，再開始執行下一輪的兩星期挑戰。

只要執行兩次的兩星期挑戰，就能輕鬆達成習慣養成「二十一天」所說的標準。如果執行四次「兩星期挑戰」，不就突破了「六十六天」的天數了嗎？而在執行過六次「兩星期挑戰」後，則不用再以「挑戰」的心態將這種行為特殊化，訓練本身就會和刷牙一樣，成為我們日常生活的習慣囉！

兩星期挑戰的執行方法

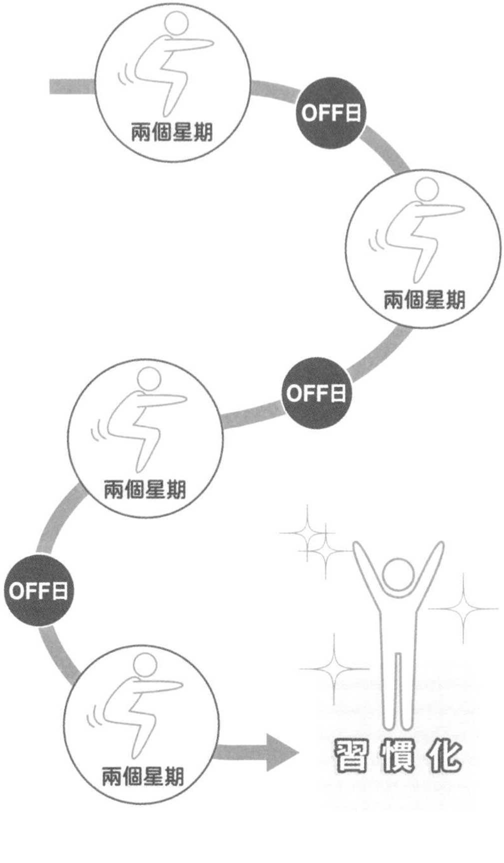

20 持續 Plus One 訓練的訣竅三：五十・五十法則

Key Word
五十・五十法則／成功體驗／能夠達成的可能性

To Do
☑「只要努力，或許就能做到」，把百分之五十的達成率設為目標
☑「要執行還是偷懶」呢？不要被「全有或全無」的想法限制住

把「只要努力，或許就能做到」設定為目標

人類真的很不可思議，當被要求要持續運動兩個月時，很容易會出現「我做不到啦」這樣的反應；但如果換成「請連續執行四次兩星期挑戰」（也差不多是為期兩個月），卻又會覺得「如果是這樣的話，或許做得到喔。」

「兩星期挑戰」在我的許多客戶中之所以能獲得好評，**或許和「持續兩個星期」這個目標對大多數人來說，是一種「成功的可能性」**達到了「五十・五十」有關吧。

「五十・五十」為成功率和失敗率皆為百分之五十的意思，是一個「或許可以做到，也或許做不到」的目標。換句話說，即為「只要努力就有可能達成」的目標。

雖然一般都說「目標要設定得高一點」，但為了追求理想而訂定一個不切實際的目標，那麼能夠達成的可能性也會趨近於零。當人們一旦知道不可能成功，自然不會有想要試著挑戰的念頭。

反之，成功率百分百這種難度太低的目標，因為已經可以預見結果，所以就算成功了也不會讓人感動和有成就感，自然也不會讓人具有想持續執行的意願。

若把成功和失敗機率皆為百分之五十的「五十・五十」設定為目標，因為只要努力就有可能成功，所以當我們在達成目標時，會感覺備受激勵。

心中有「只要努力或許就能成功」的想法，然後接受挑戰，如果做到了，這種成功體驗就會深深刻畫在心底。前面提到的「自我效能」，也會在成功體驗的累積下得到強化，並願意繼續堅持某件事。

我以圖表的方式，把「能夠達成的可能性」整理如下。

當我們執行有氧運動和肌肉訓練時，也可以把「五十・五十」設定為基本的目

能夠達成的可能性

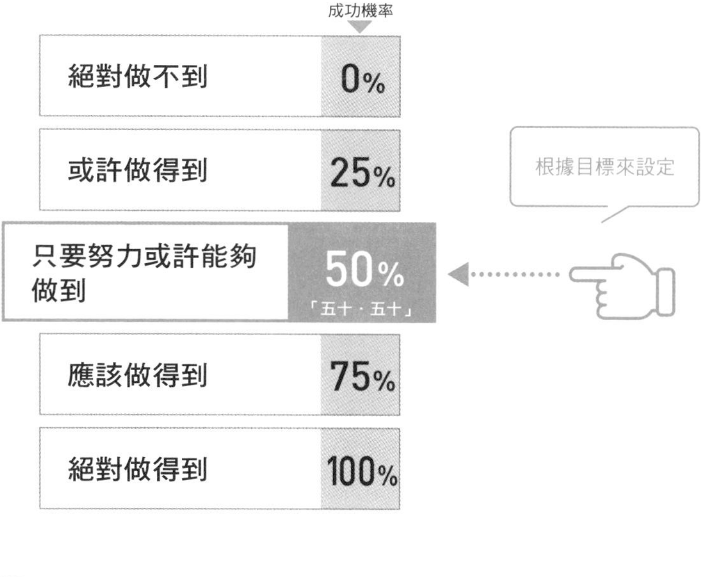

標。

例如，若是以快走的方式走了一個車站的距離，那麼就把爬公司的樓梯，設定為「只要努力或許能夠做到」的「五十·五十」目標，然後試著堅持實踐。要是以上的挑戰對你來說是成功率為百分之七十五的「應該做得到」，那麼不妨改為以快走的方式走兩個車站的距離，再加上爬公司的樓梯。總之就是要隨時提高實踐「五十·五十」的幹勁。

假設目前你的肌肉訓練內容是深蹲加上伏地挺身，每週做兩回，每一回為10次×3組，但這個目標對你來說已經是成功率為百分之七十五的「應該做得到」，那就不妨提高一下難度，把內容改為12次×4組，每週執行兩次，這麼做就是在重新設定「只要努力或許能夠做到」的「五十·五十」目標。

把從「五十·五十」中得到的成功體驗，搭配「Plus One 訓練」的累積，就能提升體力，使自己不容易疲累。在看到成果後，就要進一步提高實踐的難度，並隨時提醒自己，要以「五十·五十」法則的方式進行訓練。

想偷懶時該如何克服呢？

在現實生活中，就算我們覺得「五十·五十」法則的成功率，對自己來說應該是能夠做到的事情，但只要是人難免會有想要偷懶的時候。

當遇到這種狀況時，不要讓自己被「執行＝一，偷懶＝〇」這樣狹隘的「全有或全無」的想法給限制了（請參考第一九二頁）。

在〇與一之間，就算只是做了一點點，還能得到〇．二，又或是做了一半，則有〇．五的收穫。如果你認為只要沒有做到一百分就算是失敗，不但會降低個人的自我效能，還會使堅持做某件事情的意願下降。

若以快走的方式走兩個車站的距離，接著再爬公司的樓梯，是你「五十．五十」目標的話，那麼在完成後獲得的分數就是一。如果某天實在提不起勁，只完成了快走的部分，那也能得到〇．七分。這樣的結果絕對不是「失敗」，而是無庸置疑的「成功」。

又例如對於把做10次×4組的深蹲加上伏地挺身設定為「五十．五十」目標的人來說，如果只做了10次×2組的話，或許只能得到〇．五分，但這也不算失敗，而是成功。

雖然我非常喜歡運動，但在一年之中還是會有幾天完全不想動、根本不想從事任何訓練的時候。

每當遇到這種情形時，我會先告訴自己「不管是〇．二還是〇．三，總之先動起來吧」，然後開始試著進行訓練。而最終都會有超過一半的情況是，等到身體漸入佳境後，還是能達到原先所設定的「五十．五十」目標，得到一分。到目前為止，我還不曾在毫無動力時，激勵自己先試著動起來，最後卻後悔萬分的情形。

當然，如果天氣實在太糟的時候，也沒有必要勉強自己為了得到〇．五分，而到戶外去慢跑。這時不妨告訴自己，「這是老天要我休息一下呢」，然後做些伸展操或利用冷熱水交替浴的方式，好好舒緩疲憊。

〈第三章〉

不讓身體疲憊的飲食方式

比提神飲料還有效！
吃出好精神與好體力

21 沒有能消除疲勞的特效食物

Key Word 安慰劑效應／雞胸肉／咪唑二肽

To Do ☑注意食物「量」與「質」的平衡

控制好食物的「量」與「質」很重要

「可以告訴我，什麼食物對消除疲勞有效嗎？」
「聽說吃雞胸肉可以緩解疲勞，真的是這樣嗎？」

我經常會被疲憊不堪的運動員和客戶，問到類似上面這樣的問題，但很遺憾，我的答案是「No」。世界上沒有吃了就能擺脫疲勞的魔法食物。

有人宣稱吃新鮮的蔬菜水果，能讓身體比較不容易累，也有人表示吃肉能充滿元氣。然而上述這些感受，很可能只不過是安慰劑效應罷了。安慰劑效應是指某個東西雖然完全沒有任何作用，但只要人們願意相信它能帶來效果，就能獲得其所宣稱的功效。

在此特別聲明，我絕無輕視安慰劑效應之意，然而「疲勞」和「疲勞感」確實不能混為一談。儘管藉由安慰劑效應的確能減輕人們的「疲勞感」，但如果放任「疲勞」不去處理，任其積累，只會引發更嚴重的問題。

最近，因為「雞胸肉」被認為是具有消除疲勞效果的食物，連帶使雞肉沙拉和蒸雞胸肉都成為便利商店和超市裡的熱門商品。

雞胸肉含有咪唑二肽，這種成分能對大腦的自律神經中樞產生作用，降低活性氧（會使人感到疲勞的原因之一）的活動力，幫助人們消除疲勞。

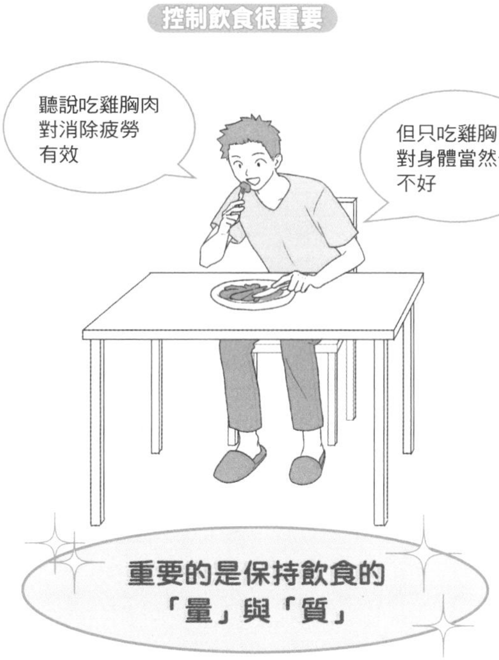
控制飲食很重要
聽說吃雞胸肉對消除疲勞有效
但只吃雞胸肉對身體當然也不好
重要的是保持飲食的「量」與「質」

話雖如此，但並非只要吃了雞胸肉就不會疲累，其中還存在著大家很容易忽視的重點。

飲食生活中最重要在於「量」與「質」的均衡，這一點放在想要打造不疲勞身體上的飲食方式，道理也是相通的。

不論吃太多或太少，只要一旦破壞營養的平衡，就無法達到消除疲勞的目的。

22 吃太多或太少都會導致疲勞

Key Word
體內平衡／體重恆定性／下視丘／滿腹中樞／空腹中樞／血糖值／脂肪酸

To Do
☑ 不論吃太多或吃太少，都要注意
☑ 了解「食慾」發生的機制

體重有恆定性，但不代表不會變胖

我先針對飲食的「量」來做說明。事實上不論吃太多或太少，都是引發疲勞的原因。為什麼吃太多人們會感到疲勞？食慾又該如何控制呢？

吃太多會讓人感到疲勞的原因，在於體重和體脂肪都會上升，造成身材走樣。人一旦發福過頭，就好像一天二十四小時，時時刻刻身上都背負著重物，這樣當然容易疲累囉。

不管一個人變得多胖，負責體內代謝功能的心臟、肝臟等臟器，以及構成身體的肌肉和骨骼等，其體積或大小都不會有任何改變。若以汽車來做比喻，就像肥胖的人這輛車明明只搭配了一顆轎車的引擎，但卻被迫要負擔卡車等級的載運貨物，如此自然難以避免產生身體容易感到疲勞的情形。

另一方面，人體內存在著能夠維持體溫、體液酸鹼值（氫離子指數）等固定的體內環境機制。因為這個機制能產生如同空調恆溫設定的作用，所以也被稱為體內平衡（或恆定狀態或恆定性）。

事實上，我們的體重也會受到體內平衡的影響。人體內擁有會讓體重趨近於「設定點」的機制，也稱為「體重恆定性」。雖然我們的體重每天都會出現些微的變化，但若把時間拉長來看，體重應該還是會維持在一定的範圍之內。

在體重恆定性維持運作的情況下，本來每個人應該都不會變胖，然而現實卻非如此。根據日本厚生勞動省公布的「平成三十年[1]國民健康・營養調查」顯示，日本成年人中，百分之三十二・二的男性和百分之二十一・九的女性都有肥胖的問題。雖然人體內具有體重恆定性的機制，但還是有許多人管不了自己的嘴巴。

下視丘的「滿腹中樞」和「空腹中樞」所產生的作用

在探討人為什麼會過度飲食的原因之前，我要先針對和體重恆定性有關的「食慾」這件事做說明。

想要吃東西的食慾是受大腦的下視丘所控制。下視丘乃是維持體內平衡的司令部，也是自律神經的中樞。

醣和脂質為人體的基礎能量來源，兩者在被分解後，會形成細胞能量源的血糖與脂肪酸。血糖指的是血液中所含有的葡萄糖，脂肪酸則是指儲存在脂肪細胞內部的中性脂肪（這才是體脂肪的真面目）經過分解後所產生的物質。

1 譯註：西元二〇一九年。

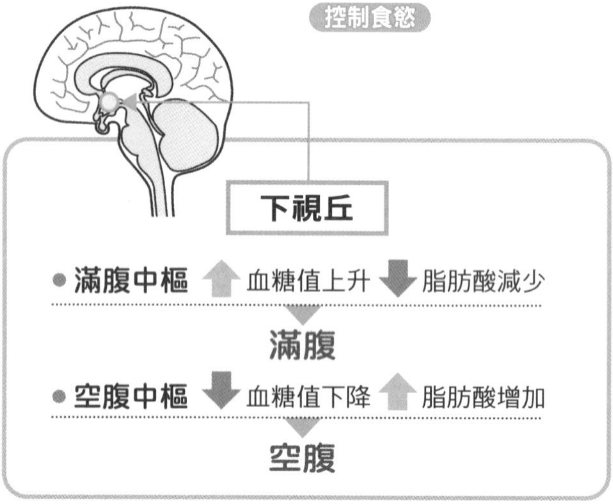

在人們吃完東西過了一段時間，體內的細胞就會開始消耗血糖，使血糖值降低。為了應付血糖不足的情況，脂肪細胞就會分解中性脂肪，藉此增加血液中的脂肪酸。此時，監控血糖值和脂肪酸增減的空腹中樞（位於下視丘）會產生使人感到飢餓的反應，於是我們就會執行找食物來吃的攝食行為。

在吃進食物後，身體會開始分解和吸收食物裡的醣，使其進入血液中，造成血糖值上升。在血糖值升高後，脂肪細胞就會停止分解中性脂肪，血液中的脂肪酸濃度也會隨之下降。血糖值的上升與脂肪酸的減少，經由下視丘的滿腹中樞感知後，人們就會產生「吃飽了」的感覺，然後停止進食。如上圖所示。

除了血糖值和脂肪酸之外，食慾還與由胃腸消化道所分泌的飢餓素，以及由脂肪細胞所分泌的瘦素（又稱瘦蛋白）有關。

另外，人類的攝食行為也會受到生活習慣影響，當一個人習慣了每天都要吃三餐後，就算空腹中樞沒有反應，他還是會產生「中午十二點到了，來吃午餐吧」的想法，然後去找東西吃。

23 防止因獎賞系統產生的過食行為

Key Word 獎賞系統／多巴胺／獎賞系統的陷阱／上癮

To Do ☑ 認識「上癮」的真相，以正確的方式加以面對

作為獎賞的飲食行為

雖然人體內存在著體重恆定性，但我們之所以會過度飲食，其實是受到與食慾及生活習慣不同的「獎賞系統」強烈影響所致。

「作為獎賞的飲食行為」指的是，我們不是因為肚子餓了所以進食，而是因為想以美食來犒賞自己而吃東西。

當我們吃進美味的食物後，就會驅動腦中獎賞系統的迴路。當獎賞系統活躍起來，人體就會開始分泌能讓大腦快樂的多巴胺，這是一種神經傳導物質。多巴胺的作用與下視丘無關，控制它的是來自腦基底核的多巴胺能神經元。

大腦在獲得快樂之後，仍會繼續發出「想要更多的多巴胺和快樂！」這樣的訊息，並且對美食更為渴求。然而可口的東西大部分卡路里都很高，所以一旦獎賞系統開始活躍，人就容易變胖。這種現象也被稱為「獎賞系統的陷阱」。

那麼作為獎賞的飲食行為，和一般的「食慾」以及習慣性飲食（每天在固定的時間吃三餐）有什麼不同呢？請見下面與左頁下方的圖表。

獎賞系統中，存在一個名為「獎賞預測誤差」的有趣現象。

「獎賞預測」是指哪怕只有一次，只要我們對獎賞感到快樂，大腦就會產生「應該至少能獲得這個程度的獎賞吧」這種預測。

當然，獎賞並不是每次都能盡如人意。獲得的獎賞有可能超過或低於原本的預期，而這之間所產生的落差，就稱為「獎賞預測誤差」。當我們得到比原本預期還要好的獎賞時，感受到的快樂就會增大，進一步強化獎賞系統。

舉例來說，某個喜歡蛋包飯的人因為從過去用餐的經驗中，得知「蛋包飯相當可口」這件事，於是他會預測，以蛋包飯作為獎賞應該很值得期待。然後某一天，當他到西餐廳點了蛋包飯之後，如果發現送上來的餐點比預期的還要好吃，這個結果就會經由「獎

飲食行為的差異

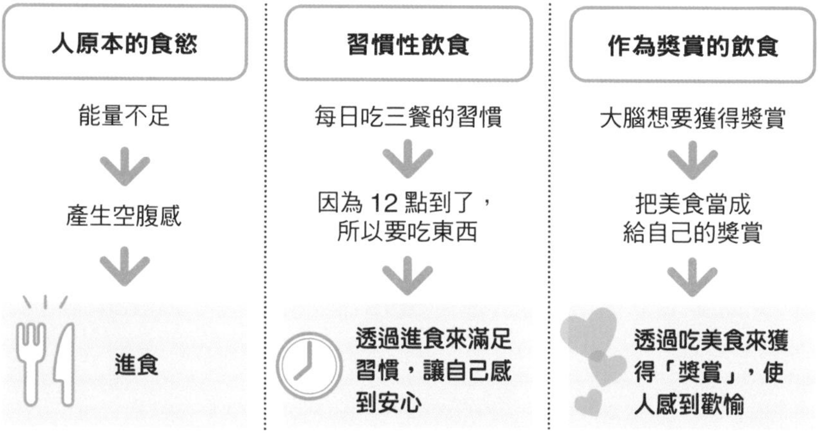

賞預測誤差」進一步強化獎賞系統，讓自己變得更喜歡吃蛋包飯。

揭開「上癮」的真面目

相反地，如果蛋包飯不如預期的好吃，那麼他就無法獲得原本所期待的多巴胺，當然大腦也無法得到滿足。為了獲取更多的多巴胺，他就會想加點像是甜點等美食。

受獎賞預測誤差的影響，使得強化獎賞系統的速度增快，這就是「上癮」背後的真相。

只要人們陷入上癮的狀態，就很難只靠個人的意志力，加以管控飲食行為。用個極端的比喻：以多巴胺為媒介，透過獎賞系統對飲食行為所產生的強化效果，其實和人腦對毒品或興奮劑產生依存的原理，基本上並無二致。

就像我們無法只靠意志力來對抗毒品或興奮劑一樣，面對會讓人上癮的食物，就算我們發誓「因為不想繼續胖下去，所以今後不再吃蛋包飯了！」卻還是管不住自己的嘴。

獎賞預測誤差

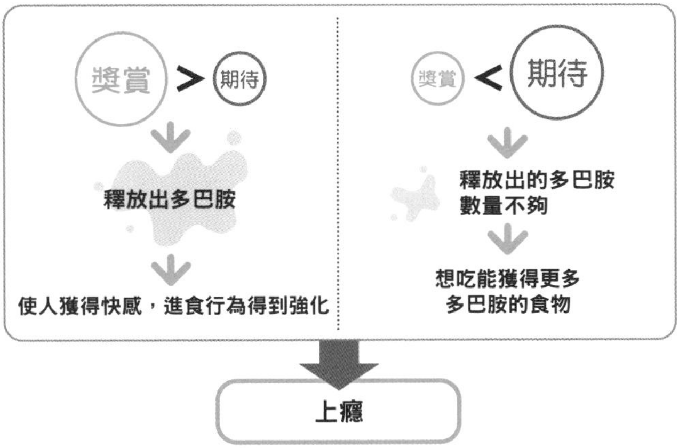

24

記錄飲食內容，防止暴飲暴食

Key Word

自我檢視／十四項目法／行為階段轉變理論模型

To Do

☑ 避免吃太快和邊做事邊進食
☑ 藉由自我檢視，記錄比自己預期還要好吃的東西
☑ 透過寫下飲食減量帶來的好處，養成仔細檢查飲食內容的習慣

養成記錄食物的習慣

透過記錄自己吃了哪些食物的「自我檢視」，可以預防因獎賞系統所造成的過度飲食。

一般的「飲食日記」通常是記錄自己吃了什麼東西，但「自我檢視」則是要記錄有哪些食物比你預期的還要好吃。

看到這裡，或許有讀者會有這樣的疑問：「那如果和預期相反，吃到不可口的東西時，該怎麼做呢？」

因為已經吃下肚的卡路里不可能消失，所以就算吃到難吃的食物，大家不妨轉念這麼想：「至少我有好好攝取身體所需的營養。」

只是話雖如此，如果我們連續好幾餐都吃到不美味的東西，內心一定會累積挫折感，造成「希望能釋放出多巴胺的慾望」變得更加強烈，結果又吃了甜點或喝酒。這些東西和美味與否不一定有關係，但它們是只要被吃下肚就能釋放出多巴胺的食物。像這樣自我放縱的事，是我們

最應該避免的。

這裡讓我們試著回想一下，最近一次能產生多巴胺（有出現獎賞預測誤差）的用餐經驗吧。在這麼做之後，人體雖然無法分泌和第一次吃到該食物時相同的多巴胺，但還是能獲得某種程度的滿足感。

透過執行自我檢視，我們會注意自己的飲食內容，所以在不知不覺中也能避免邊做事邊進食以及吃太快的問題。因為邊做事邊吃東西和吃太快所獲得的「獎賞」，只是為了能讓自己有飽足感，所以人們很容易發胖。

自我檢視和其他飲食日記的不同之處在於，前者的內容是回憶並記錄當天我們所吃的「比自己預期還要可口的東西」。

對於把蛋包飯視為「獎賞」的人來說，只要想到美味的蛋包飯，就會令他垂涎三尺了。此時這個人的腦內會分泌多巴胺，讓大腦感到愉快。當獎賞系統獲得強化後，大腦所慾求的就不再是蛋包飯，而會變成多巴胺。只要我們記錄了比自己預期還要美味的食物，就能在事後翻閱時產生回憶，在做這件事的過程中就會分泌多巴胺，進而產生防止自己吃太多的作用。

當我在進行飲食指導時，面對客戶所做的「過食」告白，例如：「我忍不住又去吃了蛋包飯」這樣的話，我並不會對他說：「你這麼做不可以喔」。此時身為指導者應該做的回應是：「感覺怎麼樣，好不好吃啊？」如果客戶能笑嘻嘻地回答「比預期的還要好吃喔」，那麼他的腦內就已經分泌多巴胺了，與此同時，大腦還會因此而得到滿足。

每一次吃飯都要認真以對

當我們能夠做到有意識地面對每一次用餐過程，然後以自我檢視的方法記錄比預期還要美味的食物，之後藉由回憶使體內分泌多巴胺來滿足大腦，下一步要做的就是降低去吃雖然美味、但會讓人發福的食物的頻率。

請注意，這裡的重點不是由我們對客戶設下限制，例如請他們把吃某種食物的頻率「控制在一週兩次以內」，而是要讓客戶自己做決定。對每一天都想吃蛋包飯的人來說，我們要問他：「一週減少到只吃幾次，是你能夠做到的呢？」是隔一天吃一次、每星期吃兩次，抑或每週吃一次，由客戶自己決定，然後請他們也做自我檢視。舉例來說，如果他們能從每天吃變成隔天吃，只要能讓頻率下降就能增強其信心，接下來他們心裡自然就會產生「要不要挑戰一下每週只吃兩次呢？」的想法。

如上所述，如果我們可以減少吃美食的頻率，就能遠離因「獎賞系統」被強化後所產生的飲食行為，瘦回到原本正常的體重。

在我的客戶中，有一對原本每天都會四處品嚐美食的夫婦，在不知不覺中兩人的身材都走了樣。但在他們開始執行自我檢視後，便逐漸降低滿足口腹之慾的頻率。最後，享受美食成為他們犒賞自己的禮物，頻率降至每個月一次。他倆會選擇在每個月的美食日，坐飛機探訪在日本各地的名店（發生新冠肺炎疫情之後，便改為光顧自家附近的餐廳）。如果每個月只有一天享受美食的日子，那麼就算是吃全套法式料理，也不用擔心會發福。事實上，這對夫妻也在半

不讓獎賞系統獲得強化的自我檢視表

	已吃的食物	比預期還要好吃的東西		食物減量能獲得的好處
早餐 時　分 左右 ☐自己煮 ☐外食 地點	※請連食材也詳細記錄下來		☐穀物 ☐肉類 ☐魚貝類 ☐豆類、豆製品 ☐蛋類 ☐牛奶、乳製品 ☐黃綠色蔬菜 ☐淡色蔬菜[1] ☐菇類 ☐海藻類 ☐芋類 ☐水果 ☐油脂類 ☐嗜好品[2]	
午餐 時　分 左右 ☐自己煮 ☐外食 地點	※請連食材也詳細記錄下來			
晚餐 時　分 左右 ☐自己煮 ☐外食 地點	※請連食材也詳細記錄下來			
點心 時　分 左右 ☐自己煮 ☐外食 地點	※請連食材也詳細記錄下來			

1　「淡色蔬菜」是指黃綠色蔬菜以外的蔬菜，例如洋蔥、白蘿蔔、蓮藕、芹菜等，都是淡色蔬菜。

2　「嗜好品」指的是不以攝取營養為目的，而是能從中得到香氣或刺激的食物（食品），例如酒、茶、咖啡和香菸等。

年之後減重成功了。

「自我檢視表」中除了「比預期還要好吃的東西」這個欄位外，還有兩個需要填入的地方。至於穀物類、肉類、魚貝類……等羅列了許多食物品項的地方，我刻意不對客戶多做說明。

各位認為，這裡要記錄什麼內容呢？

此處和我之後會向大家介紹的「十四項目法」（請見第一〇三頁），也就是與調整營養均衡的方法在執行上有關。只要實踐「十四項目法」，就能幫自己做到防止過度飲食以及降低卡路里的攝取。

「關心」是改變行為的第一步

或許有讀者會想「你這是在賣什麼關子啊」，其實我是希望能把大家導往心理學中「行為階段轉變理論模型」的「關心期」（猶豫不決階段）[1]（請參考下一頁）。

當人們要改變自己的行為時，第一步就是要關心「改變」這件事。對改變不感興趣的人，無論你提出任何建議，最後他們也只是充耳不聞。

「這是什麼啊？」像這樣已經對改變產生興趣的客戶，因為想改變使自己變胖的飲食習慣，所以自然會認真聽取我給予的意見。此時再針對「十四項目法」進一步說明，他們就會覺得「這個好像挺有意思的耶！」並願意身體力行。各位如果已經產生「關心」的念頭了，請一定要試試看我在後面介紹的「十四項目法」。

行為階段轉變理論模型

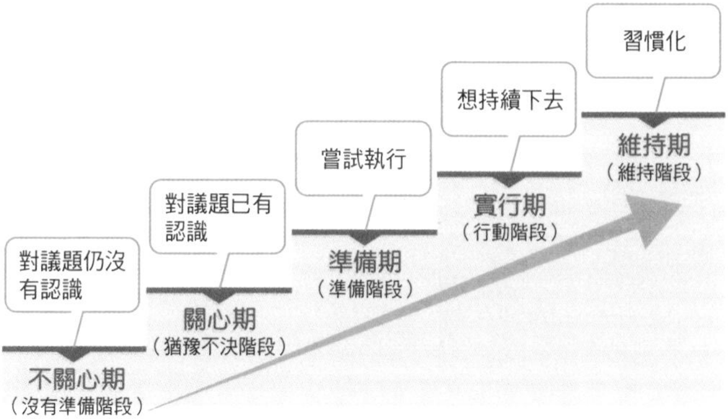

在我的客戶裡，有些人會在「食物減量能獲得的好處」中寫到，「我把咖啡歐蕾換成了蔬果汁」或「我沒有一個人獨享起司蛋糕，而是和朋友對分」。

雖然僅僅是把咖啡歐蕾換成蔬果汁，很難稱得上是做到了食物減量，但我設計這個欄位，目的是為了鼓勵人們執行對食物減量有幫助的任何事。下次當人們購買食材，或在餐廳點餐時，可能就會暫時停下動作，思考「我挑選的東西對食物減量有正面的效果嗎？還是只有負面的作用？」能讓自己避免未經思考，只是隨著口腹之慾，想吃什麼就吃什麼的情形發生，進而達到食物減量的目的。

1 譯註：行為階段轉變理論（The transtheoretical model and stages of change，簡寫為ＴＴＭ）的五個階段，中文和日文的翻譯不同，本書譯文以「前面為日文翻譯，後方括號內為中文翻譯」的方式呈現，以利閱讀上的理解。

25

保持不易累的適當體重

Key Word

BMI／標準體重

To Do

☑ 藉由BMI來掌握自己的適當體重

瞭解自己的標準體重

長大成人後，雖然身高幾乎不會改變，但體重卻極可能緩慢增加。「變胖」不單只是體重增加，還包括無用的體脂肪在體內過度積累的狀態。體脂肪和肌肉會隨著個人的生活習慣而增減，但骨頭和內臟卻幾乎不會有任何變化。因為只要我們無法像運動員或健美選手進行肌肉訓練，就很難以肌肉來增加體重，所以利用消去法可以得知，我們「增加的體重」大約等於「體脂肪的增加量」。

在日本，一個人經由BMI（身體質量指數）所得出的數值若在25以上，就會被視為「肥胖」。接著請大家來算一下自己的BMI是多少吧，計算的公式如下。

BMI＝體重（kg）÷身高（m）÷身高（m）

以身高170公分，體重75公斤的人為例，因為他的BMI為75÷1.7÷1.7≒26，所以屬於肥胖。

日本厚生勞動省曾公布一份不同年齡的BMI目標值，如左邊表格所示。

雖然體重過重並不健康，但過瘦也一樣不健康。一個人的BMI值只要低於18.5就算過瘦了。不胖也不瘦，BMI的數值為22的人，在因疾病所造成的死亡率中是最低的一群。而能對應到這個數值的體重，被稱為標準體重（理想體重）。

標準體重（理想體重kg）＝身高（m）×身高（m）×22

以身高為170公分的人來說，1.7×1.7×22≒63.6公斤，在這個數字前後都算「適當體重」。

就算自己的體重並不符合標準體重，但只要還在厚生勞動省所設定的範圍之內，且身體不容易感到疲勞，每天都活力十足，健康狀態也很棒，那麼現在的體重就是你的最佳體重了。

BMI目標值的範圍（18歲以上）

18～49歲	18.5～24.9
50～64歲	20.0～24.9
65歲以上	21.5～24.9

26 攝取人體所需的蛋白質，避免吃太少

Key Word

肌少症／衰弱／五大蛋白質來源

To Do

☑ 請注意，別讓自己「吃得太少」
☑ 每一公斤的體重對應到攝取一克的蛋白質
☑ 應避免執行不合理的減肥

肌肉由蛋白質構成

一個人的BMI值若未達18.5，表示他過瘦了。過瘦和過胖一樣，都容易使身體感到疲累，而且還會造成肌肉減少。

如果因為飲食的分量變少，導致營養不足而瘦下來，不但體脂肪會降低，連肌肉也會隨之流失，不但很難支撐自己的身體，走一點路就會覺得累。

隨著年齡增長所出現的肌肉減少，以及肌力和身體機能衰退的現象，稱為「肌少症」。高齡者如果過瘦，很有可能會從「肌少」往「衰弱」的方向發展，甚至需要接受照護。年輕世代如果過瘦，肌肉同樣會減少，進而導致肌力和身體機能的弱化，也容易覺得疲累。

因過瘦而導致的肌肉減少，是經由以下的機制所造成。

肌肉在扣除水分之後，幾乎都是由蛋白質所構成，而蛋白質是由二十種胺基酸所組成，其中有九種是無法在人體內自行合成的「必需胺基酸」，所以我們得從每天的飲食中來攝取這些

蛋白質（胺基酸）。

肌肉中的蛋白質在經過一連串分解與合成的循環回收利用後，大約每三個月，人體內全身的肌肉就會全部更新一次。如果我們吃得太少，從食物中所攝取到的蛋白質也會變少，如此一來，會導致肌肉的分解超過合成，造成肌肉減少。與此同時，如果體內的能量不夠，胺基酸就會去分解肌肉中的蛋白質，藉此獲得能夠消耗的能量。要是再加上運動量不足，肌肉減少的問題將會進一步惡化。

為了避免肌肉減少導致疲勞，除了每日三餐都要吃進足夠分量的食物，使自己恢復至適當體重之外，還要同時增加對蛋白質的攝取，因為蛋白質是構成肌肉的原料。

我們每天所需要攝取的蛋白質，每一公斤的體重會對應到一克左右。也就是說，體重六十公斤的人要攝取六十克；體重七十公斤的人要攝取七十克。

每天都要攝取一次五大蛋白質

為了滿足人體每日所需的蛋白質，希望大家每天都能吃一次被稱為**五大蛋白質來源的肉類、魚貝類、牛奶・乳製品、雞蛋以及黃豆・黃豆製品**。這五大蛋白質來源中含有均衡的必需胺基酸，個別食物中所含的蛋白質量如下頁圖所示。

肌肉蛋白質的新陳代謝

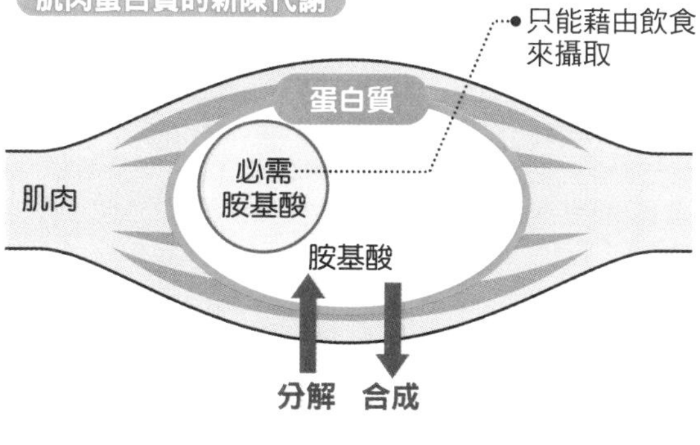

五大蛋白質來源中的蛋白質量基準

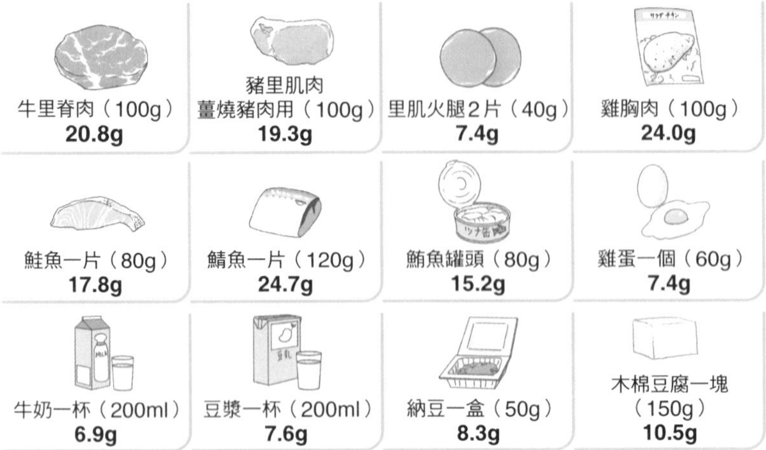

出處：文部科學省「食品成分資料庫」及其他

若以不合理的減肥方式來瘦身，反而會讓自己更容易感到疲憊。

人體內原本就內建「空腹就會特別有精神」的機制，這是源自於當人類在能量不足感到飢餓時，所產生的一種安全措施。這個安全措施會在人類面臨飢餓的情況下，提醒我們現在可不是安心睡大頭覺的時候，而該起身去找食物才對。

睡覺前我們之所以想吃東西，是因為空腹會讓人睡不著。而吃飽了就想睡覺，原因在於會使人陷於飢餓的危機已經解除了。

雖然肥胖的身材有害健康，但明明已維持在適當體重，卻為了想讓自己更苗條一點，而進行不合理的減肥計畫，反而可能出現因為肚子太餓，導致無法入眠的「睡眠障礙」。關於這部分，我會於第四章再做解說。

27

攝取均衡的營養「一日十四項目法」

Key Word

六大營養素／十四項目法

To Do

☑ 實踐不偏食又高品質的飲食生活
☑ 十四種食物「每一天，每一種都只吃一次」
☑ 別漏掉任何一餐

嚴選十四種食物，每天只要吃一次

到目前為止，本書已經花了不少篇幅來談食物的「量」，從這一節起，我想針對食物的「質」來做說明。先說重點：攝取營養最重要的觀念，就是不能有所偏廢。

主要的營養素包含醣質、蛋白質、脂質、維生素、礦物質和膳食纖維等六種，其中醣質和膳食纖維又合稱為碳水化合物。

為了能均衡攝取六大營養素，我會向客戶推薦「一日十四項目法」，這是由我和某位營養師共同設計的方法。

只要吃在下一頁所介紹的十四種食物，且遵守「每一天，每一種都只吃一次」的原則，就能確保營養均衡，並避免吃得太多。其中，穀物是這項原則的唯一例外，基本上每餐都吃也沒問題。另外，對蔬菜攝取不足的人來說，黃綠色蔬菜和淡色蔬菜一天吃超過一次也沒關係。厚生勞動省希望民眾每天都吃三百五十克以上的蔬菜，並建議其中的一百二十克為黃綠色蔬菜。

一日十四項目法

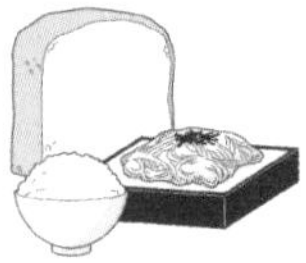

穀物類 ▶白米、玄米、麵包、義大利麵、烏龍麵、蕎麥麵、黃麵和麥片等，食物含有大量能作為能量源的醣質。
穀物雖然可以每餐都吃，但如果持續「再來一碗」，或是以「拉麵配白飯」這種穀物類的雙重組合，可能導致卡路里攝取過量。食用精製度較低的玄米和五穀米，以及使用全麥麵粉所做的麵包和義大利麵等，比較能攝取到膳食纖維。

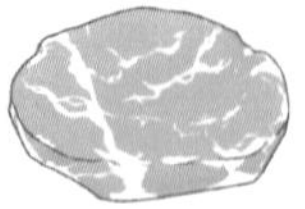

肉類 ▶牛肉、豬肉（包含火腿、德式香腸、培根等加工食品）和雞肉等肉類，是優良的蛋白質來源。
肉類還含有維生素和礦物質，例如牛肉含有鐵和鋅，豬肉含有維生素B群，雞肉含有維生素A和E。

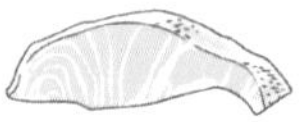

魚貝類 ▶魚、魷魚、章魚、蝦子和貝類等，是優良的蛋白質來源。另外魚貝類中也含有維生素和礦物質，例如鮭魚含有維生素D，牡蠣含有鋅。而沙丁魚、鯖魚和竹筴魚等青魚[1]類，可以幫助合成人體無法製造的EPA（二十碳五烯酸）和DHA（二十二碳六烯酸）等必需脂肪酸。即使不是吃新鮮的魚，挑選乾貨和罐頭食品食用亦可。

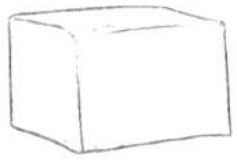

豆・豆製品 ▶黃豆、豆腐、納豆、豆漿和菜豆（四季豆）等，屬於此類食物。
食用日本人再熟悉不過的黃豆和黃豆製品，不但能獲得蛋白質，還可以攝取到鈣和鎂。

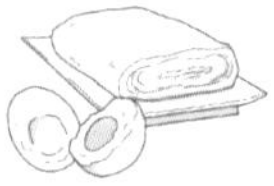

蛋 ▶這裡所指的蛋是「雞蛋」。雞蛋可以生吃，也可以做成水煮蛋和煎蛋食用。雞蛋含有蛋白質、脂質、維生素和礦物質，可稱得上是「完全食物」，而且價格也很親民。

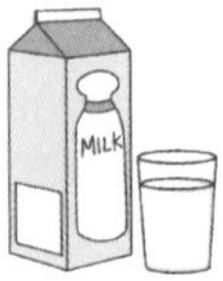

牛奶・乳製品 ▶牛奶、起司、優格等屬於這類食物。
牛奶・乳製品中不只含有豐富的蛋白質，還有日本人體內容易缺乏的鈣質。食用優格還能攝取到能幫助調整腸內環境的比菲德氏菌和乳酸菌等益菌。

1　日本人把背部為青色的魚類，如秋刀魚、沙丁魚和鯖魚等，都稱之為「青魚」。

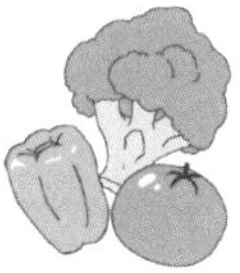

黃綠色蔬菜 ▶黃綠色蔬菜指的是菠菜、小松菜、番茄、青椒、紅蘿蔔、綠花椰菜、長蒴黃麻等顏色較深的蔬菜（其實嚴格來說，並不是靠顏色而是以營養來做區分的，但靠顏色來做選擇，也幾乎不會出錯）。

黃綠色蔬菜含有豐富的維生素、礦物質和膳食纖維。

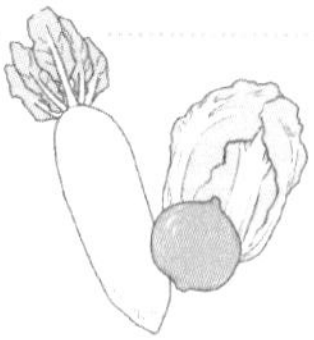

淡色蔬菜 ▶淡色蔬菜指的是白菜、白蘿蔔、洋蔥、高麗菜和萵苣等顏色較淡的蔬菜。這類蔬菜含有維生素、礦物質和膳食纖維。

注意，黃綠色蔬菜和淡色蔬菜，都不適合打成果汁來喝。

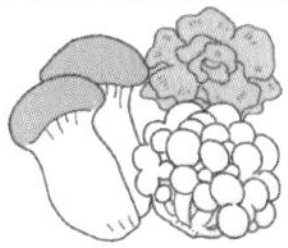

菇類 ▶香菇、鴻喜菇、舞菇、金針菇、杏鮑菇和朴蕈等菇類中，含有豐富的膳食纖維和礦物質。其中乾燥香菇和舞菇中的維生素D，對肌肉的養成和保持免疫力，都具有重要的作用。

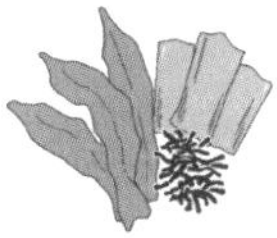

海藻類 ▶海帶芽、羊栖菜、海苔、海蘊、寒天和昆布等海藻類食物，不但卡路里低，還富含膳食纖維和礦物質。

在家裡多儲備些乾燥海藻，就能經常在餐桌上看到它們。

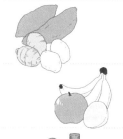

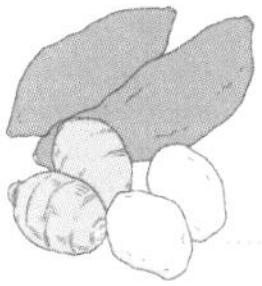

芋類[1] ▶馬鈴薯、番薯、芋頭等都屬於芋類，吃芋類食物可以攝取到醣質和膳食纖維。另外，馬鈴薯和番薯還含有豐富的維生素C。

水果類 ▶橘子、柳丁、奇異果、蘋果、葡萄柚、柿子和香蕉等水果，都含有維生素、礦物質和膳食纖維。

這類水果建議直接食用，不要打成果汁來喝。

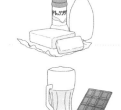

油脂類 ▶油脂有植物油、沙拉醬、美乃滋和奶油等。

油脂是液態的油（例如橄欖油）和固態的脂（例如奶油）的合稱。

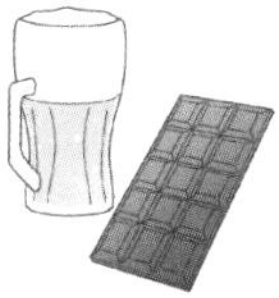

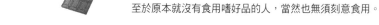

嗜好品 ▶嗜好品指的是酒或餅乾等食物。雖然這類食物很難被視為「營養」，但它們確實是我們的「心靈養分」，吃這些東西能讓人有放鬆的感覺。當然喝太多酒或吃太多餅乾都是NG行為，一天應以一次為宜。

至於原本就沒有食用嗜好品的人，當然也無須刻意食用。

1　日語中的「芋類」（イモ類），是指中文裡的塊莖及塊根類食物。

應該吃什麼，用「消去法」來決定

「一日十四項目法」可以透過以下的方式在一日三餐裡來實踐。

早餐在家裡吃，可以選擇麥片搭配優格、水煮蛋、涼拌高麗菜、切片水果和咖啡。如此就能攝取到穀物類、牛奶．乳製品、雞蛋、淡色蔬菜、油脂（搭配高麗菜食用的美乃滋）和水果等六種項目。

午餐的內容，優先選擇早餐沒有吃到的品項。例如到自助餐店或餐廳外帶烤魚便當和味噌湯。便當可食用飯、鹽烤鮭魚、菠菜拌胡麻以及煮羊栖菜，這樣除了穀物類之外，還攝取到了魚貝類、黃綠色蔬菜、海藻類和豆．豆製品等四種食物品項。

在下午三點的點心時間，可選擇紅茶搭配兩片餅乾，這樣就算攝取到嗜好品了。

晚餐時，就只剩三項食物還未吃到。我們可以到餐廳外帶，或透過網路訂餐的方式，預訂一份德式香腸、德式煎馬鈴薯以及醃漬菇類。回家後搭配烤全麥吐司來享用，這樣除了穀物類之外，肉類、芋類和菇類等三項食物也吃到了。如此一來，十四種食物就都全部達成囉。

大家可以活用第九十五頁的「自我檢視表」，讓自己每天都能吃到十四種品項的食物，以此來調整飲食生活。

但在實踐時有個重點請各位注意，那就是「不要漏掉任何一餐」。因為一日吃三餐，能讓我們有三次機會攝取十四種食物，這麼做比較容易達成目標。如果不吃早餐，一天就只剩兩次用餐機會，這樣在一餐之中就得吃到七種食物才行，難度會一下子提高不少。

28 預防因貧血所引起的疲勞飲食法

Key Word
隱性貧血／血紅素／缺鐵性貧血／血基質鐵／非血基質鐵

To Do
☑ 透過飲食預防因貧血所產生的疲勞
☑ 每年都要測量數次血紅素的數值

你的疲勞可能源自於「隱性貧血」

如果你的身材明明不胖也不瘦，但疲勞感就是無法去除，背後的原因或許和貧血有關，亦即所謂的「隱性貧血」。

愛知縣豐川保健所曾經對轄區內的一千一百四十九個人進行調查，這群人中有三十八％的人覺得自己疲勞的時間超過六個月以上。其中，不太清楚疲勞的原因者裡，又有二十四％的人有貧血症狀（《二〇一二年厚生勞動省慢性疲勞症候群研究班的研究報告書》）。

貧血是人體血液裡負責運送氧氣的紅血球中，血紅素不足的情況。血紅素是紅血球的成分之一，是負責把氧氣運送到人體各部位的蛋白質。

當紅血球或血紅素的數量減少，運送氧氣的能力自然就會下降。細胞一旦缺氧，就無法製造人體所需的能量，而能量不足又會導致疲勞。

超過一半的貧血患者屬於「缺鐵性貧血」，這類貧血在運動員身上也常見。

血紅素這種負責運送氧氣的蛋白質，會和鐵結合在一起。人體如果缺鐵，會造成紅血球和血紅素的數量不夠。

缺鐵性貧血除了會使人感到莫名的疲累外，還有喘不過氣、心悸、頭痛以及「不知道為什麼，就是覺得身體不太好」的倦怠感。症狀再嚴重一點，還會出現眼皮內顏色變白，以及「匙狀甲」這種指甲出現彎曲的症狀。

會產生缺鐵性貧血的主要原因，和從食物中所攝取的鐵不足有關。

如果想攝取足量的鐵，需從增加飲食中的鐵開始做起。每天建議的鐵攝取量，成年男性為7至7.4mg，成年女性（有月經）為10.5至11mg，成年女性（無月經）為6至6.5mg。

能吸收鐵的食材

食物裡所含的鐵可分為「動物性的血基質鐵」和「植物性非血基質鐵」。「血基質鐵」可以從紅

血紅素的作用

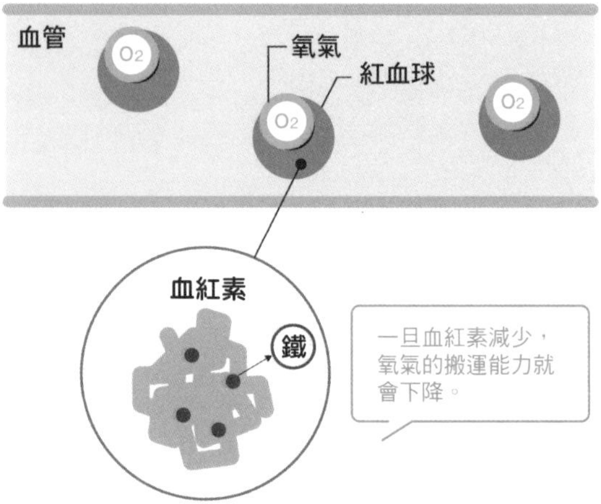

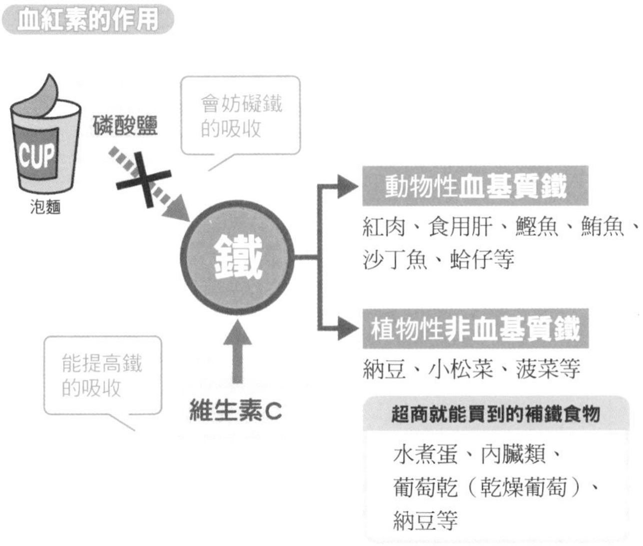

肉、食用肝、鰹魚、鮪魚、沙丁魚、蛤仔等食物中攝取，而「非血基質鐵」可以從納豆、小松菜、菠菜等食物中攝取。若將兩者相較，「血基質鐵」在人體內的吸收率比「非血基質鐵」要高出不少。我們也可以在便利商店買到補鐵的食物，例如水煮蛋、內臟類、葡萄乾（乾燥葡萄）和納豆等。

除了鐵以外，攝取能幫助人體提高鐵吸收的維生素C也很重要。另外，因為血紅素是蛋白質，因此正如本書之前所提，蛋白質的攝取同樣不能偏廢。

還有一點要特別注意，市面上的速食以及加工食品中所含的磷酸鹽，因為會妨礙人體對鐵的吸收，所以不宜吃太多。

另外，因為人的汗液每一公升中含有0.5mg的鐵，所以如果遇到像是在夏天運動伴隨大量流汗的情形時，也很容易引發缺鐵性貧血。

每年都要測量數次血紅素的數值

除了缺鐵性貧血外，有些運動員也容易出現溶血性貧血。這是因為運動時出現的撞擊會造成血管內的紅血球破裂，而當紅血球中的成分滲漏到血漿裡，就會造成「溶血」現象。這種現象尤其常見於格鬥技和橄欖球這類身體接觸的運動，以及容易造成著地衝擊的羽球或排球，或是長跑這類的運動項目。即使只把這類運動當成休閒的人，也應該注意溶血性貧血的問題。

如果疲憊感已經造成你的困擾，每年應該藉由進行數次血液檢查，追蹤自己的血紅素

隱性貧血所造成的疲勞和倦怠感

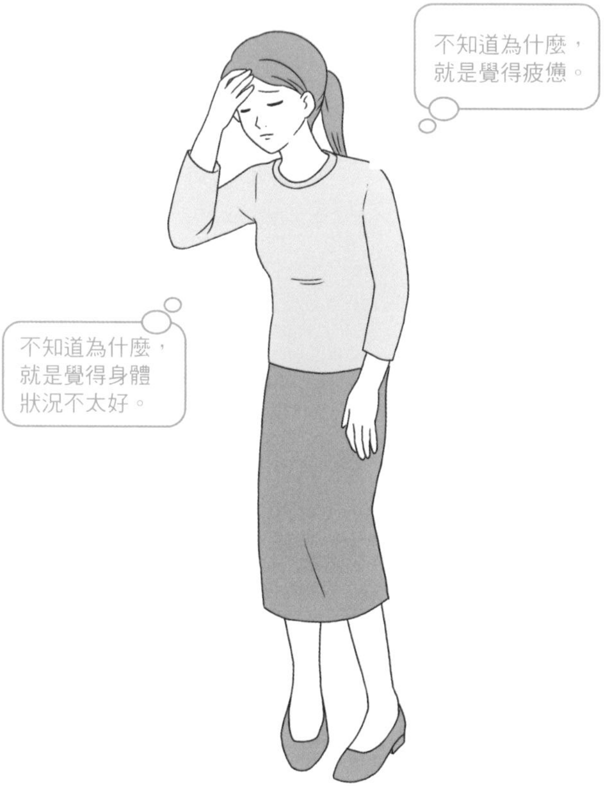
不知道為什麼，就是覺得疲憊。
不知道為什麼，就是覺得身體狀況不太好。

數值。男性若未達13g/dl、女性若未達12g/dl，都算是貧血。而數值如果未達10g/dl，則有可能是相當嚴重的貧血。

有重度貧血症狀的人應在醫師的指導下服用鐵劑，藉此盡早改善貧血的症狀。

〈第四章〉

擊退倦怠的睡眠法

從睡眠時間的多寡，
推算一天的行程安排

29 體力－疲勞＝個人表現

Key Word

睡眠／疲勞因子／疲勞恢復因子／個人表現

To Do

☑ 想要提升個人表現，就要重視「消除疲勞」這件事

以睡眠消除疲勞比練習更重要

睡眠在打造不易疲勞的身體這件事上，扮演著重要的角色。

藉由睡眠，我們可以在疲勞因子和疲勞恢復因子之間取得平衡，消除在醒著時所累積的疲勞。

在我於序章提到對運動員所做的問卷調查中顯示，七位運動員中有五位相當重視睡眠，並以此作為消除疲勞的方法。另外，在對SB Creative出版社員工所做的問卷調查，睡眠同樣是他們消除疲勞的首選方式。

相信有不少讀者認為，運動員應該會把大多數的時間都花在訓練和練習上吧。但實際上，運動員為了消除疲勞，他們相當重視「能夠睡多久」這件事，這是因為運動員在場上的表現，可以由左頁上面的公式計算出來。

不論藉由訓練能提升多少體力，只要累積在身上的疲勞無法消除，表現就會不如人意。

能消除多少疲勞，會影響表現的結果

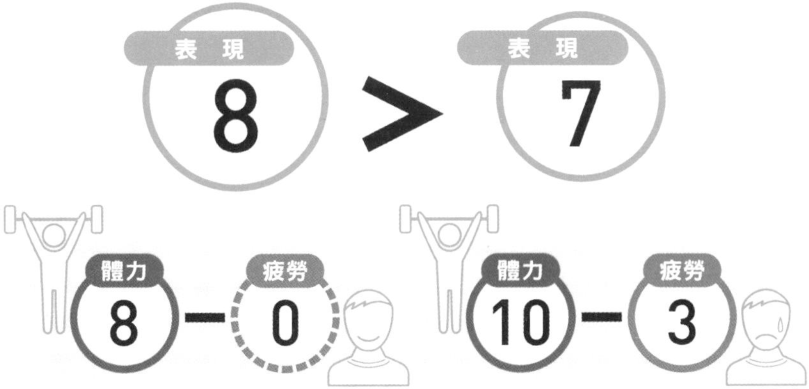

如上圖所示，假設一位運動員把10分的體力都用在訓練和練習上，但如果因為這樣導致睡眠不足，讓疲勞累積了3分的話，那麼最後他所得出的表現就是10－3＝7分。

反之，如果某位選手只用了8分的體力來做訓練和練習，然後把剩餘的時間拿來睡覺，讓他的疲勞得以完全消除，也就是歸零的話，那麼他的表現結果就會是8－0＝8了。

因為上面提到的事實已經成為一種經驗法則，所以運動員們無不特別重視睡眠。

30 從睡眠時間逆推，安排一天的行程活動

Key Word

晝夜節律／褪黑激素／血清素／成長激素／快速眼動睡眠／非快速眼動睡眠

To Do

☑ 先確保自己所需的睡眠時間
☑ 重點是「早起早睡」，而非「早睡早起」
☑ 事先設定睡眠的時間帶，再安排一日的行程

別為了工作而犧牲睡眠的時間

正在衝刺事業的上班族和運動員是兩種對比鮮明的族群，前者習慣把工作和家事的優先順位放在睡眠之前，從每天二十四小時中扣除活動的時間後，剩下的才用於睡眠。如果當下要處理的工作內容或家事較急，則一定優先處理這些事情。我也是公司的經營者，因此很能理解這種人的心情。然而這卻造成日本人的睡眠時間和其他國家的人相比之下比較短的事實。

二〇一八年時，經濟合作暨發展組織（OECD）曾對三十個加盟國中，十五至六十四歲的人進行平均睡眠時間的調查。結果日本在這三十個國家中敬陪末座，人均一天只睡七小時二十二分鐘。這三十個國家裡，每日平均睡眠時間低於八小時的除了日本，就只剩韓國和墨西哥，其他國家的人均睡眠時間都超過八小時，而且三十個國家的平均每日睡眠時間為八小時二十三分鐘。

「個人表現＝體力－疲勞」這個公式不只能套用在運動員身上，也適用於正在閱讀本書的每

一位讀者。

一旦工作表現不佳，就無法有效率地處理好職場和家庭的事情。如果該做的事沒做完，就只能犧牲睡眠的時間，而因睡眠不足所積累的疲勞又會使工作表現下滑，如此一來，陷入惡性循環中。雖然坊間有些書籍強調，短時間的睡眠一樣能讓人在工作上交出漂亮的成績單，但我擔心的是，與之相反的案例應該更多才是。

要想根除疲勞就不能沒有充足的睡眠，**許多人都有「雖然累斃了，但還是睡不著」的困擾，接下來我將詳細說明解決這個問題的方法。**

讓生活步調配合生理時鐘

人類的睡眠節奏和一天二十四小時自轉的地球週期一致，因地球自轉而產生晝夜明暗的交替。一天二十四小時的週期又稱為「晝夜節律」，而且這個節律早已深刻在人類的大腦中。

若想透過生理時鐘來配合晝夜節律，第一步要做的就是設定好起床的時間。雖然我們很難決定什麼時候入睡（有時就算很睏了，可就是睡不著），但卻可以規定自己要什麼時候起床。

要是人們在起床後能沐浴在清晨的微光中，就能以此來重新設定自己的生理時鐘。在一片漆黑的環境裡，生理時鐘的一天雖然比二十四小時長十分鐘左右，但只要光線進入眼睛後，人類就會以此為信號，把週期調整回二十四小時。

在生理時鐘重設的十四至十六小時之後，腦內的褪黑激素（荷爾蒙的一種）就會增加。形成褪黑激素的成分為血清素這種神經傳導物質，一到白天大腦便會分泌血清素，它能使人們充滿幹勁，是我們在白天時活動的泉源。

由血清素製造出來的褪黑激素所產生的作用和前者相反。褪黑激素能為我們預備好一個適合睡眠的體內環境，讓血壓、心率能與褪黑激素同步穩定下來，降低大腦等器官的深層體溫[1]，使人們進入睡眠模式。**若從生理時鐘的構造來看，人們應該採取的是「早起早睡」而非「早睡早起」，因為起得早自然能早點就寢。**

只要設定好起床的時間，就可確保自己需要的睡眠時間且決定就寢時間。

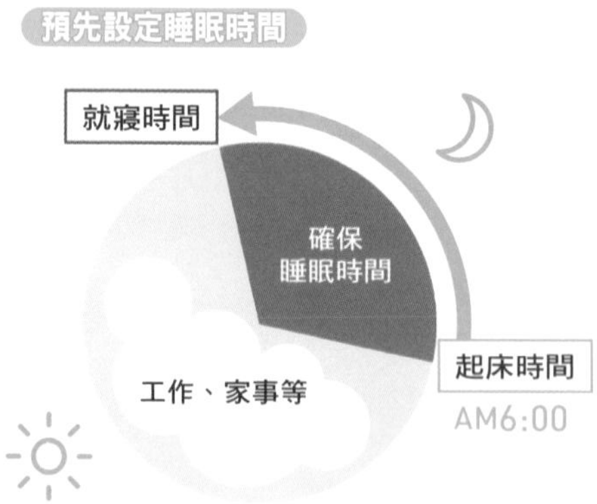

一般來說，一個人每天需要七至八小時的睡眠，但其中也存在不小的個別差異，有的人只需睡六個小時就充滿活力，有的人則是睡不滿九個小時就會無精打采。大家從過去的經驗中，應該都知道自己需要幾個小時的睡眠。如果早上你能不拖泥帶水地立刻起床，白天時不會想睡覺，到了下午還能正常工作，就表示你的睡眠相當充足。

如果能確保需要的睡眠時間，決定起床和就寢的時刻，我們就能利用除此之外的時間來處理工作和家事。**事先決定好幾點要上床睡覺，然後以此來安排一天要做多少事情的日程。**只要有「截止時間」在，人們做起事來就會充滿幹勁，告訴自己「無論如何，我一定要在期限之前把事情做完。」

然而工作所花的時間有時會超過預期，我們也可能在和朋友歡聚時忘記時間，以至於無法每天在同一時刻就寢。

碰到這種情況時務必謹記，**無論多晚睡，隔天都要在相同的時間起床**。雖然熬夜後隔天一定會出現睡眠不足，沒有完全消除疲勞的狀況。但即使如此，還是不能因此而改變自己的睡眠節奏。只是一天的睡眠不足，若沒有大幅影響到睡眠規律，疲勞仍會逐漸緩和下來。

靠成長激素實現「超恢復」

除了疲勞恢復因子，由大腦分泌的成長激素，也扮演著透過睡眠來消除疲勞效果的關鍵角色。正如「成長激素」這個名稱所示，該激素在孩子的成長期，對肌肉和骨骼的發展具有相當重要的作用，有一句日本諺語就提到「睡得好的孩子發育也會好」。

分泌成長激素並非小孩的專利，成人也會。在體能訓練後，人體就會分泌成長激素，修復受損的組織，由此能減輕因訓練所產生的疲勞。

1 譯註：指腦部等內臟溫度，溫度越低就越好睡。

睡眠時間和成長激素分泌

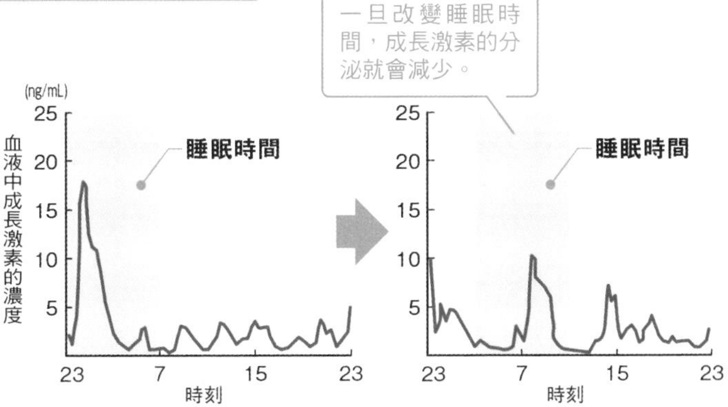

※資料出處：成長激素的分泌類型圖，引用《疲勞與身體運動》（杏林書院）書中內容製圖

成長激素的分泌受到人體生理時鐘控制，正如前一頁的圖所示，就算是在白天，也會定期少量地分泌成長激素。至於分泌的高峰，是出現在入睡約一小時之後的深睡期，此時分泌的成長激素數量，能高於白天的數倍之多。

睡眠可分為深層的「非快速眼動睡眠」以及淺層的「快速眼動睡眠」兩種。至於睡眠處於什麼階段的判斷，從專業上可運用測量腦波的方式得知。非快速眼動睡眠從頻率較低的θ（Theta）波開始，最後會出現頻率最低的δ（Delta）波。當δ波占整體的百分之五十以上之後，就會進入睡眠的第三階段，成長激素會在要進入夢鄉的第三階段非快速眼動睡眠時大量分泌。

要是一個人睡眠不規律，就寢時間異於平常，入睡後成長激素的分泌量就會減少，而且在一天之內分泌的成長激素總量也會降低，會對想要恢復體力、消除疲勞的人，帶來負面的效果。

快速眼動睡眠和非快速眼動睡眠

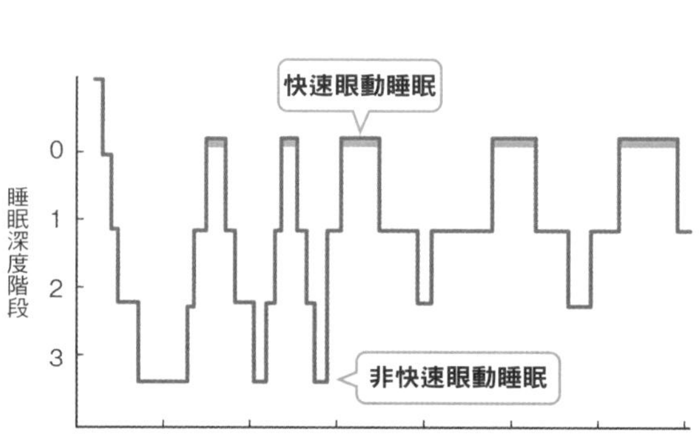

31 平日和假日都要維持一樣的生活規律

Key Word

社交時差／憂鬱星期一／代謝症候群

To Do

☑ 假日和平日的作息應該一樣，讓睡眠保持相同的規律

☑ 週末若想賴床，最多也不能超過一個小時

維持睡眠規律很重要

我想大部分的上班族，都是以公司打卡上班或通勤的時間來逆推，算出自己起床的時間吧。然而自從新冠肺炎疫情之後，許多人因為改成在家工作，到公司的機會減少了，要幾點開始工作的決定權，便逐漸轉移到個人手上。

儘管如此，一個人如果平常都是早上七點起床，但若因為「明天居家上班，能夠睡到十點」，就產生「所以今晚可以熬夜，來追劇吧！」這樣的想法，是完全不對的。一旦人們睡眠的規律被打亂，成長激素的分泌也會出問題，導致身體的疲勞難以消除。

不論是在家還是到公司工作，都應該遵守「要在同樣的時間起床和睡覺」的原則。少了通勤所節省下來的時間，我們可以有效地加以活用，例如從事可以提高體力的運動，或一些感興趣的事情，讓自己在工作之餘也能放鬆一下，減輕壓力。

不管是假日或平日，我們都應該維持自己的睡眠規律。

一個人於假日如果會出現「好想再睡一會兒啊」這種想法，只是證明他在平日沒有睡飽而已。請大家透過重新審視平日起床和睡覺的時間點，來為自己確保足夠的睡眠時間，讓假日不會出現想要賴床的念頭。

雖然運動員不一定會在星期六、日休息，但他們會在每週選擇一天作為不從事訓練的休息日。如果問運動員：「你休息日都幾點起床啊」，應該幾乎所有的運動員都會回答：「和平常的練習日一樣」。這是因為運動員都知道，只要睡眠的規律被打亂，疲勞就會留在身體裡，進而對自己的表現造成負面的影響。

社交時差造成的影響

平常早上七點起床的人，如果在假日因為「想要多睡一下」，起床的時間延後至九點，如此一來，因為早上曬到太陽的時間變晚了，人體的生理時鐘會產生偏差，導致褪黑激素的分泌時間延遲且數量減少，而在晚上不易入睡。

假設星期六很晚才睡，結果星期日早上多賴了三個小時的床，直到十點才起來，生理時鐘就會出現延遲。如此一來，就算星期一早上依照平日設定的時間起床，但因為生理時鐘仍維持

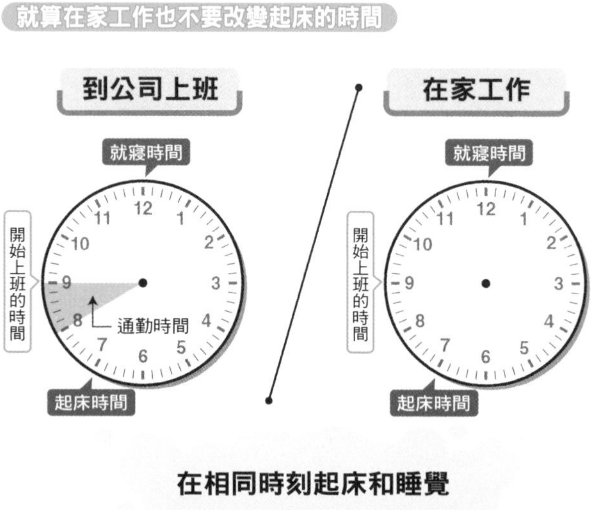

社交時差

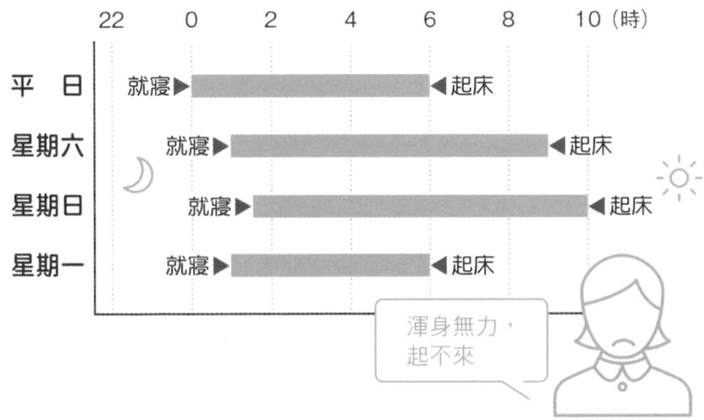

在延遲的狀態，所以無法除去倦怠感。由於這種情況和我們到國外旅行時會出現的時差很相似，所以又稱為「社交時差」。

普遍認為社交時差是造成休假結束之後人們出現「憂鬱星期一」（Monday Blues）這種現象的原因之一。另外，創造出「社交時差」一詞的德國慕尼黑大學教授提爾．羅納保（Till Roenneberg）也曾表示，社交時差的時間越長，則人體與肥胖有關的BMI數值也越容易升高。此外還有研究指出，社交時差容易讓人罹患代謝症候群，而不論肥胖還是代謝症候群，都是會引起疲勞的原因。

一旦人們在週末出現社交時差的情況，即使從下週一開始，就把起床和就寢的時間固定下來，但在接下來的一週內，睡意和疲勞的程度也始終會維持在高點。因此就算週末時真的想多睡一會兒，賴床的時間也應該設定在一個小時以內，如此才不至於造成生理時鐘紊亂。

32 善用短暫的午休

Key Word
睡眠惰性／小睡／睡眠壓

To Do
☑ 每天睡三十分鐘以內的午覺

中餐後睡午覺，能帶來驚人的效果

要是你在假日的早上有想多睡一會兒的念頭，不妨活用一下午睡吧。

許多人並不知道，運動員其實經常午睡。因為在接受了嚴格的訓練後，就算他們以為自己已經睡得飽飽的，但還是有可能會睡眠不足，此時就得靠睡午覺來彌補了。

對運動員來說，最佳的午休時間是在結束上午的訓練，也用完午餐之後的時間帶。在進行午後的訓練之前，他們會找個在體育館或會館裡沒有人使用的地方，鋪上用來做伸展操的墊子，然後躺在墊子上午休。有時館內也會調弱照明燈光的強度，藉此幫助選手們入睡。

在吃完午餐後的這段時間，人體生理時鐘的作用會使人想睡。「在午餐過後舉行的會議中，必須努力和睡魔對抗」，相信經歷過這種痛苦體驗的上班族，應該不在少數吧。

吃完飯後會想睡覺是人體自然的反應，這是生理時鐘在引導我們要「為了應付今天的下半場，就稍微休息一下吧」，所以此時只需好好睡個午覺就對了。

「小睡」可以提高運動員的表現

「只要小睡片刻」是睡午覺的重點。如果睡了一個長長的午覺，進入深度睡眠的狀態，醒來後有時會出現「睡眠惰性」的情況，也就是沒有調適好從睡醒過渡到清醒的狀態。

另外，如果午覺睡得太久，可能晚上會睡不著，因此午覺時間設定在三十分鐘以內比較合適。運動員的午睡再長也不會超過半小時。

午覺睡得太久會造成睡眠壓（睡意）降低，導致晚上睡不著。人體內除了有「天亮了就要起來，天黑了就想睡覺」這種「時間依存」的睡眠與清醒規律外，還存在「累了就想睡覺」這樣的睡眠機制，這種機制就是「睡眠壓」。我在第二十三頁曾提到，當人們越是長時間醒著並積極活動，睡眠壓就會升高。反之人們睡得越久身體動得越少時，睡眠壓則會降低。

有研究報告指出，小睡對於消除疲勞、提高注意力和增加工作效率，都能帶來積極正面的效果。只要注意力提高，做事便會更有效率，如此自然能提早完成工作，讓自己有更多睡眠時間。厚生勞動省公布的《打造身體健康的睡眠指南二〇一四》報告中也指出，「在剛進入午後的時段，人們若能有三十分鐘以內的午覺時間，就能有效改善因睡意而受到影響的工作效率。」

除了假日之外，平常居家上班時，也可以試著睡個三十分鐘以內的午覺。若是要進辦公室上班的日子，只要公司裡有能夠自由使用的休息室或會議室，也可利用這些地方養成短時間午睡的習慣。

33 晚上睡不著時，不要勉強自己入睡

Key Word

睡眠壓力

To Do

☑ 如果躺在床上十五分鐘還睡不著，請到其他地方放鬆一下，等睡意出現後，再回到床上

☑ 如果只是一個晚上沒有睡好，就不用太在意

就算我們把起床和就寢的時間都固定下來，還是有可能會碰到晚上睡不著的情況。遇到這種情形如果心慌意亂，想著「不快點睡著的話，就無法像平常一樣睡滿八小時了」，反而有可能會因為緊張，而更睡不著。

如果躺在床上超過十五分鐘還是無法入睡，不妨先下床走到客廳，讓自己於黑暗中待在客廳裡放鬆一下，等到有睡意再回到床上。這樣的過程反覆幾次之後，自然就會想睡覺，而我們也會在不知不覺中進入夢鄉。

如果做了以上的嘗試之後還是睡不著，也請不用緊張，我們可以告訴自己：「只是一個晚上睡不著而已，並不是什麼大不了的事。」

以前我擔任桌球選手福原愛的教練時，有一次在全日本桌球選手權比賽當天的早上，福原愛揉著惺忪的睡眼，哀怨地對我說：「昨晚我完全沒睡。」可見就算是經驗豐富的運動員，在面臨重要的大型賽事時，還是會緊張到晚上睡不著。然而從比賽結果來看，福原愛最後卻贏得

了那一次比賽的冠軍。

儘管睡眠對於消除疲勞或提升個人表現上，都扮演著舉足輕重的角色，但我們也不用過於嚴肅去看待睡眠這件事。

我認為像福原愛那樣，即使一個晚上都沒睡著，也不至於影響在運動場上表現的例子，應該並不少見。就算是上班族，當重要的報告或面試的日期迫近時，想必也會有晚上難以入睡的時候吧。

下次再遇到這種情況，希望大家都能想起福原愛的例子，並告訴自己：「就算完全睡不著，我一樣可以發揮出實力！」如此你的緊張就會獲得緩解，說不定更容易進入夢鄉。

就算睡不著也別在意

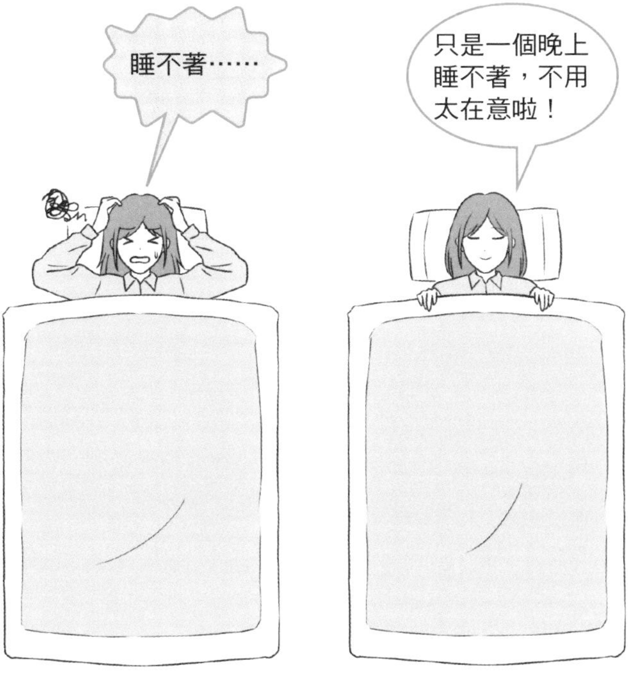

34 遠離妨礙睡眠的三種事物

Key Word 褪黑激素／血清素／夜間甦醒／利尿作用

To Do ☑ 就寢之前請避開過強的光線、咖啡因以及酒精飲料

為了讓自己能在決定好的時間準時就寢，我們還需要避開那些會妨礙睡眠的東西才行。會妨礙睡眠的東西有以下三樣：一、過強的光線，二、咖啡因，三、酒精飲料。

一、過強的光線

人體原本就具有只要環境暗下來就會想睡覺的機制。但現在如果有人為了避免讓自己想睡，也可以直到要就寢之前，先把房間裡的燈光亮度調高。然而，過亮的光線其實會對我們的睡眠帶來不良的影響。

正如我在前面提過，當生理時鐘重新設定後經過了十四到十六個小時，人體就會分泌褪黑激素來調整體內的環境，使我們想睡。然而，過量的光線，卻會阻礙褪黑激素的分泌。

雖然褪黑激素是由血清素合成，但在白天時，血清素中負責製造褪黑激素的酵素，其實是處於ＯＦＦ的狀態。直到晚上天色暗下來後，這種酵素才會重新恢復工作的狀態，來增加人體

內的褪黑激素。要是人們在晚上接觸過亮的光線，就會使血清素中製造褪黑激素的酵素回到OFF的狀態，造成人體內的褪黑激素不足，導致不容易入睡。

因此建議大家，請於入夜後，配合室外的環境調降室內的照明亮度。使用間接照明，讓眼睛不要直接與強光接觸，也是有效的做法。

二、咖啡因

許多人在白天時會利用喝咖啡來提神，這是因為咖啡中所含的咖啡因，能夠妨礙人腦抑制興奮，具有強大的提神效果。然而從另一方面來看，咖啡因對於想要打造不疲勞的身體這件事來說，卻不一定有效。

就寢前人們如果喝了含有咖啡因的飲料，可能會受到其提神作用的影響而睡不著。另外，由於咖啡因還有利尿的作用，所以一旦在夜裡因為爬起來上廁所而中斷睡眠，則

血清素與褪黑激素

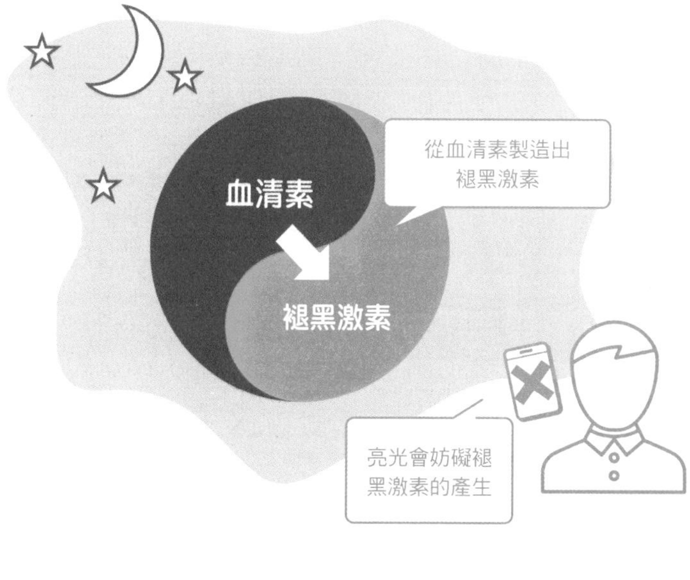
從血清素製造出
褪黑激素
血清素
褪黑激素
亮光會妨礙褪
黑激素的產生

可能會出現難以再度入眠的「夜間甦醒」。若由於利尿作用造成脫水情況加劇，疲勞就會越來越難消除。

喝完咖啡之後，需要經過多長的時間才能消除由咖啡因所帶來的提神和利尿作用，會因個人體質和咖啡攝取量的不同，而出現很大的差異。在某一群人身上，或許只維持三個小時，而在另一群人身上，效果卻可能持續長達四個小時以上。

對於清楚知道自己得花一段時間才睡得著的人來說，晚飯後不要喝含有咖啡因的飲料，例如選擇不含咖啡因的無咖啡因咖啡、礦泉水或無糖碳酸飲料等，是比較明智的做法。

除了咖啡之外，綠茶（尤其是玉露綠茶）、紅茶、烏龍茶等茶類飲料以及可可中，也含有咖啡因。另外，像可樂等碳酸氣泡飲料和機能性飲料中，也含有大量的咖啡因，所以在入夜後盡可能不要飲用。

三、酒精飲料

「酒精」可謂是消除疲勞的最大敵人。酒精會使人醉，造成人們在感覺上出現鈍化，雖然這樣能降低疲勞

酒精是造成淺眠的原因

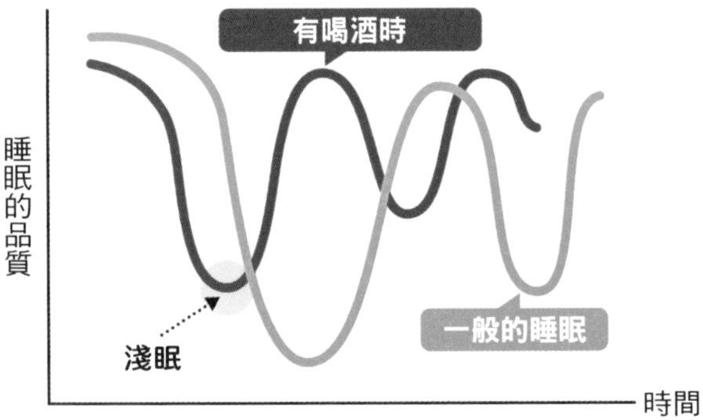

感，但疲勞本身卻沒有減少。事實上，內臟為了代謝掉酒精，工作量不減反增，反倒會使人感覺更累。

酒精也是會干擾我們想要好好睡一覺的壞蛋。根據一項包含日本人在內，以全球十個國家中三萬五千人為對象的研究報告指出，竟然有33.3%的日本人為了幫助自己入睡而飲酒，這個數值比平均19.4%要高出不少。

我想這是因為酒精具有能在一段時間內讓人想睡覺的作用，所以才會有這麼多人想透過酒精來幫助自己入睡吧。

然而就算喝酒讓我們真的睡著了，增加的其實也只是淺眠，深沉的快速眼動睡眠反而是減少的。如此會使我們覺得自己明明有睡覺，卻仍無法消除疲勞。此外，因為酒精和咖啡因同樣都具有利尿的作用，會讓人在睡覺時想起床上廁所，結果造成夜間甦醒和脫水的情形。

酒精還容易使人上癮。人們在持續飲酒的過程中，會因為酒量變好，而增加自己的飲用量。本來喝一杯就想睡了，過了一陣子之後，沒有兩杯黃湯下肚，反而睡不著，接著就是三杯、四杯……持續增加。

飲酒過量不但會對腸胃和肝臟造成負擔，甚至會增加罹患癌症的風險。

如果睡前想要喝點飲品，我的建議是對腸胃和肝臟不會造成負擔的白開水或法式清湯（Consommé），會比較合適。

35 依據起床時的感覺，記錄睡眠情況

Key Word
睡眠日誌／入眠障礙／夜間甦醒／晨間早醒

To Do
☑ 記錄睡眠日誌，為睡眠品質打分數
☑ 早上起床時，檢視疲勞程度

找出睡眠問題

每個人為了消除疲勞所需的睡眠時間都不相同。即使是同一個人，最適宜的睡眠時間也會因為白天活動量的差別而有所改變。

當我們減重瘦身時，會藉由測量體重和體脂肪評估減重計畫是否進行順利。同樣地，睡眠其實也需接受同樣的檢視。其中以書寫**「睡眠日誌」**尤為重要，**藉此可檢視疲勞是否有透過睡眠而得以消除。**

睡眠日誌並非只是記錄我們每天睡了幾個小時，而是要記下就寢的時間、大約幾點睡著、白天會想睡的時間，以及早上起床時對疲勞的感覺等。藉由這種方式，我們就能清楚掌握隱藏在睡眠背後的問題。

如果在有睡意時上床睡覺，但躺床時間過了三十分鐘仍無法進入夢鄉，想睡卻睡不著，很有可能是出現了**「入眠障礙」**。

「夜間甦醒」是指雖然曾一度睡著了，但會在睡覺的過程中醒來，之後就難以再度入眠。

另外，比自己預期起床的時間提早一至二個小時醒來，就再也睡不著的情形，則稱為「早醒」。

睡眠日誌

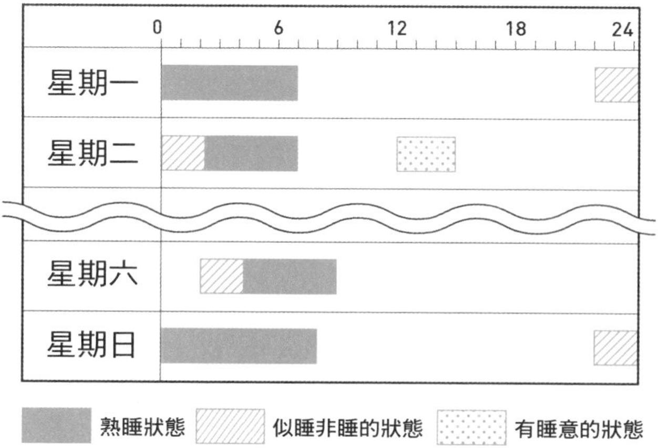

以上三種是最具代表性的睡眠障礙，據說每五個日本人中，就有一個人有相關的問題。

白天會想睡覺，就代表睡眠時間不足。對那些在中午前有強烈睡意的人來說，真的應該為自己多保留些睡眠時間。

在檢視睡眠的過程中，**我最重視的是觀察每天早上起床時的疲勞感。**因為一旦醒來開始活動之後，周圍就會出現很多雜音，如此我們就很難察覺自身的疲勞程度。在剛睡醒還沒正式展開一天的行程之前，因尚未受到任何外界的干擾，我們才能正確觀察自己的疲勞情況。

在透過自我檢視找出個人的睡眠問題後，下一步是積極實踐本章所介紹的睡眠改善法。如果已經睡得很飽，但早上仍會感到疲累，可能是其他原因導致。若是這種情況，請參考本書的其他章節，相信會有幫助。

〈第五章〉

舒緩緊繃的肌肉，讓自己來個「超補償」

利用伸展操
放鬆治累

36 每三十分鐘站起來一次，並補充水分

Key Word

髖關節／擠乳作用／無感蒸發／急性肺栓塞（經濟艙症候群）

To Do

☑ 即使在家工作，也要每三十分鐘站起來一次，在屋裡走動一下
☑ 在感到口渴之前就要補充水分
☑ 觀察尿液的顏色，可以判斷脫水的狀況

擠乳作用與補充水分

在家裡上班因為少了與同事的交流互動，所以很容易一坐就是很久，然而這樣會使擠乳作用受阻，成為讓身體感到疲勞的原因之一。

為了避免這種情形發生，請大家每三十分鐘就要站起來一次，在屋裡走動走動，順便舒展一下保持在彎曲狀態的髖關節，活絡血液和淋巴液的流動，還能藉由小腿等下肢部位的肌肉來啟動擠乳作用。如果情況許可，請走到室外，在住處附近散個步吧。只要環境改變，有時還能為遭遇到瓶頸的工作找到突破口，或是浮現一些新的想法。

既然都暫時中斷工作站起來，不妨也動動雙腳，走去為自己倒杯水來喝吧。就算仍不覺得口渴，也要補充一杯分量的水分。其實當我們感到口渴時，表示身體已經處於缺水的狀態了。

就算沒有從事會流汗的活動，我們在一天中也會流失900ml的水分，這就是所謂的「無感蒸發」。尤其空調開得很強的室內大多很乾燥，在這樣的環境裡就算不覺得口渴，仍會持續脫

水。一旦體內的水分不足，血液和淋巴液的循環就會受阻。

觀察尿液的顏色，就能知道體內脫水的情況

一般人可以從尿液的顏色，簡單判斷出身體脫水的狀況。

尿液的色澤若呈現的是明亮、淡黃或透明，表示體內的水分仍很足夠。但若為較濃的黃色或茶色，則表示身體處於脫水狀態。

許多人到較遠的地方出差時之所以會感到疲勞，原因就在於長時間搭乘飛機或新幹線移動時，就一直坐在位子上，忘了要補充水分。

要是長時間維持坐姿，有可能產生「急性肺栓塞（經濟艙症候群）」的風險。當人處於脫水狀態，體內的血液會變得黏稠，使下半身出現「血栓」這種血塊。此時人們若是走路，血栓可能會在血管中移動，導致肺部的血管遭到堵塞。因此我們應該避免久坐，要適度活動身體，並不時補充水分。

急性肺栓塞的成因

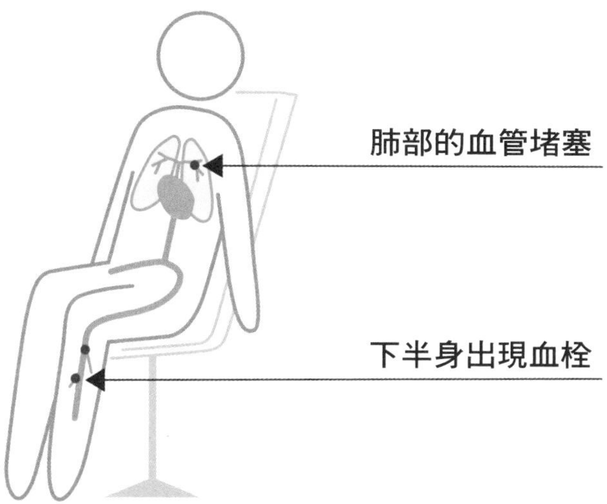

37

舒緩全身肌肉這樣做

Key Word

漸進式肌肉放鬆

To Do

☑ 對身體某個特定部位進行從用力↓放鬆的動作，消除肌肉的緊張
☑ 肩頸僵硬的人，要舒緩肩頸的肌肉
☑ 有慢性腰痛的人，要舒緩臀部、腰和腹部的肌肉

透過漸進式肌肉放鬆來舒緩肌肉

「漸進式肌肉放鬆」是消除肌肉緊張的有效方法之一，能逐步舒緩全身肌肉，這種方法很適合推薦給明明已經很累，卻因為肌肉有強烈的緊繃感而無法入睡的人。

想要放鬆緊張的肌肉，其實並不容易做到。像是如果想要「放鬆腳底的肌肉」，絕大部分的人其實都不太知道應該怎麼做吧（當然運動員例外，而且越優秀的運動員，越能隨心所欲地放鬆想舒緩的部位）。

在上述的情況下，可以刻意先對腳底的肌肉使力，接著再一口氣鬆開，這樣可以達到舒緩肌肉的效果。這個動作的原理，就像我們把鐘擺提得越高，鬆開手後，藉由反作用力，鐘擺會往反方向的高度擺盪。同樣地，對肌肉施加的力道越大，則越容易使其放鬆。

把鐘擺的原理應用於放鬆上，即為「漸進式肌肉放鬆」。遵守下頁上方圖表所述的五點注意事項，即可提高肌肉放鬆的效果。

漸進式肌肉放鬆

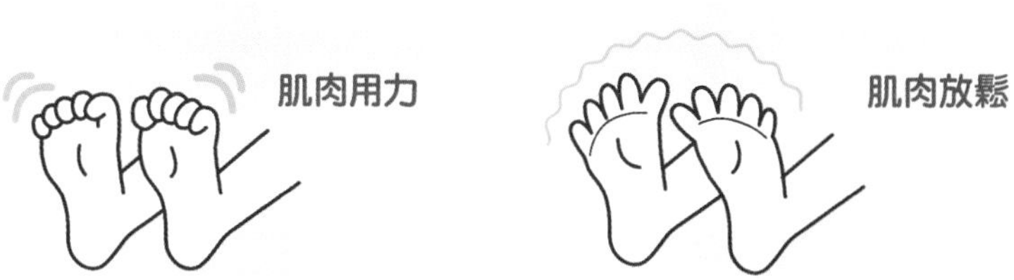

①肌肉用力的時間約為15到30秒，此時所用的力量約為六到七成（若力量用到七成以上，肌肉反而不容易放鬆）。
②一口氣放鬆放在肌肉的力量，維持這個狀態，花30到60秒放鬆肌肉。
③於吸氣時用力，吐氣時放鬆。
④當我們放鬆肌肉時，請採用腹式呼吸，也就是從鼻子深深吸氣，使空氣進入腹部，之後再用嘴巴慢慢吐氣，讓腹部凹下去。在這個過程中可以體會到放鬆的感覺。
⑤請在睡前或休息時執行，避免於剛吃飽後練習。

漸進式肌肉放鬆的全身流程

- **導入（準備）**：躺在床上或鋪在地板的墊子上，用鼻子吸氣，從嘴巴緩緩吐氣。重複這樣的動作，讓情緒穩定下來。
- **手**
用力：兩手用力握拳↓**放鬆**：解除動作，放鬆肌肉。
- **前臂**
用力：維持兩手用力握拳的狀態，把手腕向內彎。↓**放鬆**：解除動作，放鬆肌肉。
- **上臂1**
用力：彎曲手肘，讓兩隻手臂緊緊貼附在身體兩側。↓**放鬆**：解除動作，放鬆肌肉。
- **上臂2**
用力：抬起雙手至與肩同高並向前拉伸，手指也用力伸直。↓**放鬆**：解除動作，放鬆肌肉。
- **上臂3**
用力：握緊雙手，讓手肘呈緊繃狀態，把手臂往前伸。↓**放鬆**：解除動作，放鬆肌肉。

- **腿部、小腿**

用力：腳趾趾尖向上，小腿用力。↓**放鬆**：解除動作，放鬆肌肉。

- **大腿**

用力：像用後腳跟用力踏地板一樣，對膝蓋和大腿部位用力。↓**放鬆**：解除動作，放鬆肌肉。

- **臀部**

用力：用力收緊臀部附近的肌肉。↓**放鬆**：解除動作，放鬆肌肉。

- **腰**

用力：腰部後彎，用力把腹部往前挺。↓**放鬆**：解除動作，放鬆肌肉。

- **腹**

用力：對腹肌使力。↓**放鬆**：解除動作，放鬆肌肉。

- **胸**

用力：盡可能使雙肩向後彎，讓脊梁骨靠近，用力吸氣，使空氣充滿胸部。↓**放鬆**：一邊放鬆力量，一邊吐氣舒緩肌肉。

- **肩**

用力：在背肌和頸部肌肉伸直的情況下，把雙肩提至耳朵的高度，使力縮緊頸部肌肉。↓**放鬆**：解除動作，放鬆肌肉。

- **頸1**

用力：把頭向右倒，使左側頸部有緊繃感。↓放鬆：慢慢鬆開至正常姿勢。

• 頸2

用力：把頭向左倒，使右側頸部有緊繃感。↓放鬆：慢慢鬆開至正常姿勢。

• 頸3

用力：透過抬下巴的動作讓頭往後倒，使頸部前側肌肉有緊繃感。↓放鬆：慢慢鬆開，恢復正常姿勢。

• 頸4

用力：透過收下巴的動作讓頭部向前傾，使喉嚨和頸部肌肉有緊繃感。↓放鬆：慢慢鬆開，恢復正常姿勢。

• 臉部1

用力：閉眼，眉毛上揚，讓額頭出現橫紋。↓放鬆：解除動作，放鬆肌肉。

• 臉部2

用力：閉眼，讓眉間產生皺紋，使下巴的肌肉緊繃。↓放鬆：解除動作，放鬆肌肉。

• 頭部1

用力：咬緊臼齒，對整個下巴用力。↓放鬆：解除動作，放鬆肌肉。

• 頭部2

用力：嘴唇用力，縮緊嘴部。↓放鬆：解除動作，放鬆肌肉

> 因為要完成上述全部的動作並不容易，所以重點執行即可。
> 例如，對肩頸總是硬幫幫的人來說，就執行能舒緩肩頸部位肌肉的動作。如果有慢性腰痛問題，就做能舒緩臀部、腰和腹部的動作。

38 洗澡只有淋浴是不夠的

Key Word

浴缸入浴／溫熱作用／靜水壓作用／浮力作用／對比浴／冰療

To Do

☑ 洗澡只淋浴是不夠的，還要養成泡澡的習慣

☑ 透過「對比浴」來促進血液循環，減輕疲勞

養成泡澡的習慣

要想打造不易疲累的身體，洗澡時除了淋浴之外，還要養成在浴缸泡澡的習慣。因為有不少運動員每天都會泡澡，所以當他們出國，住在只能淋浴的旅館時，經常會表示「很難消除疲勞」。

比起淋浴，泡澡能夠得到以下三種利於緩解疲勞的作用。

一、溫熱作用

是指把身子浸泡在溫水裡所能獲得的效果。這麼做能使血管舒張，促進血液循環，讓疲勞因子和疲勞恢復因子進行新陳代謝，使細胞所需要的氧氣和能量源暢行無阻，進而加快排出體內的代謝物。另外溫熱作用還能產生讓筋膜放鬆的作用。

浴缸裡建議放三十八至四十一度左右的溫水。因為要讓全身都變暖和，泡澡的時間可以長

一些。溫水不只對人體的負擔小，還可以讓身心都感到放鬆的副交感神經處於優位，血管也會因此擴張，放大溫熱作用的效果。

要注意的是，四十二度以上的熱水因過於刺激，反而可能導致促使血管收縮的交感神經處於優位。

我們還可以藉由使用碳酸入浴劑，提高溫熱作用。皮膚吸收二氧化碳後，皮膚的血管就會產生擴張的現象。

味之素國家訓練中心[1]的地下一樓設有人工碳酸泉浴槽，供日本國內的頂尖運動員使用。另外在二〇一六年的里約奧運時，日本選手也能使用日本屋（Japan House）所提供的碳酸浴服務。

二、靜水壓作用

是指透過水壓所帶來的效果。因為水深一公分就會帶來1g／cm^2的水壓，所以藉此能計算出，我們全身承擔了七百公斤的水壓。

1 譯註：味の素ナショナルトレーニングセンター，位於東京都北區的西が丘。

藉由泡澡能得到3種消除疲勞的效果

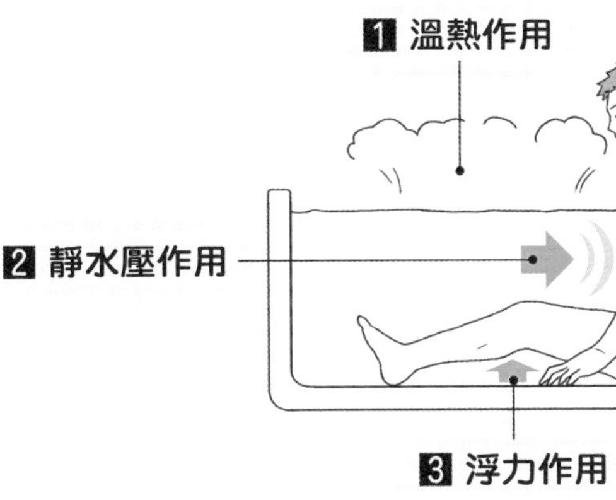

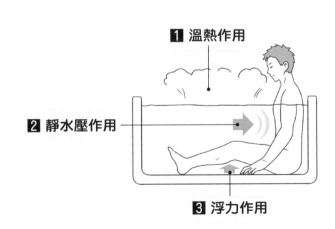

因為水壓會壓迫到位於人體較淺層的靜脈和淋巴管，所以能藉此排除人體內的代謝物，促進靜脈血和淋巴液的良性循環。此外，隨著水位加深，水壓也會變大，所以從腳趾趾尖、小腿至大腿，水壓也會隨之遞減，如此能使靜脈血和淋巴液往心臟的回流過程變得更為順暢。

三、浮力作用

就是著名的阿基米德原理所帶來的效果。當我們躺進滿水位的浴缸時，就會有水溢出浴缸。與此同時，我們能獲得與這些溢出來的水同等的向上浮力。

在陸地上，重力沒有間斷地壓在我們身上，為了保持與重力對抗的態勢，人體的肌肉被迫得全年無休地保持在緊張的狀態。例如人體下半身和背部的肌肉，就被稱為「抗重力肌」。但當我們待在水裡時，因為浮力能減輕由重力所造成的負擔，所以能讓一直盡忠職守的抗重力肌得到舒緩。

利用「對比浴」促進血液循環

雖然泡澡已經能獲得不錯的效果，但若想加快消除疲勞的速度，「對比浴」是更有效的選項。**這是一種交互泡溫水和冷水浴的入浴方式，又稱「冷熱交替療法」**。

在浴缸裡泡溫水能溫暖身體，使血管擴張，而泡冷水浴則能讓血管收縮。藉由這樣交替入浴的方式，造成血管重複收縮與舒張，產生近似擠乳作用的「肌肉幫浦作用」，無論在身體或精神上都更容易放鬆。

執行對比浴的順序

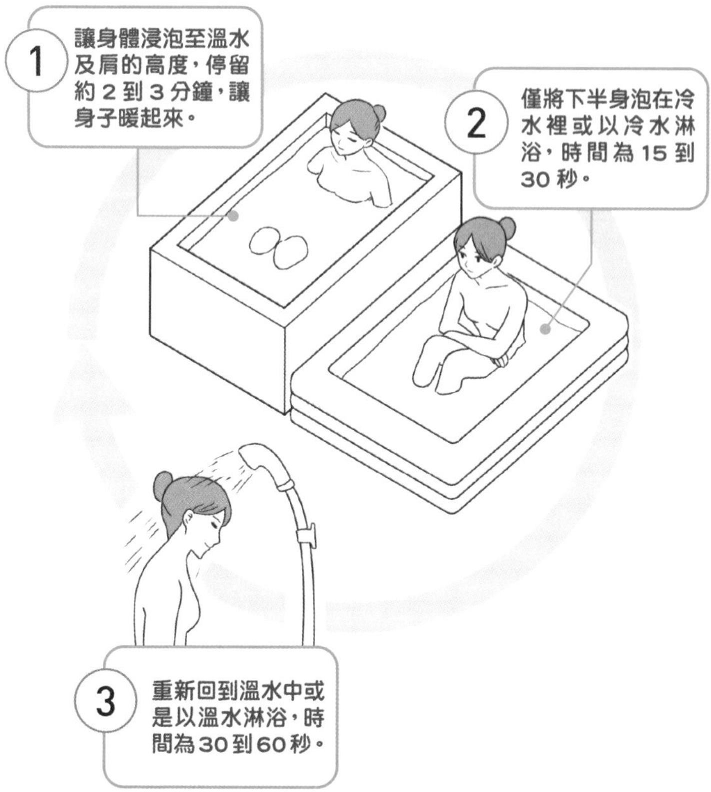
1
讓身體浸泡至溫水及肩的高度，停留約 2 到 3 分鐘，讓身子暖起來。
2
僅將下半身泡在冷水裡或以冷水淋浴，時間為 15 到 30 秒。
3
重新回到溫水中或是以溫水淋浴，時間為 30 到 60 秒。

一般的對比浴做法如下：

首先準備冷水（十五至二十度）和溫水（四十至四十五度），然後按照上圖①至③的順序，執行五次。

冷水浴槽可以活用兒童泳池，只要將兒童泳池放置於浴室裡，再裝滿水即可，浴缸裡則放入溫水，如此一來，就能在家享受對比浴。

要是在自家不方便進行對比浴，也可以到住家附近有提供冷水浴的澡堂體驗一下。平日太忙抽不出時間的人，也可以在週末試試看。

我自己也有一則親身體驗對比浴功效的故事。

好幾年前我曾報名參加全程為一百公里的「Urutora 馬拉松」。記得在跑完一百公里後，雙腳實在是累到不行。

在比賽結束之後，我就立刻進行了冰療。這是一種針對急性運動傷害患部所進行的冷卻調整法，能藉由讓血管收縮，盡可能減少炎症和出血症狀的發生，同時還能降低細胞代謝的程度，進而抑制周圍細胞的二次缺氧性損傷（也就是在氧氣無法送達的情況下，因缺氧所造成的傷害），讓人們能盡快消除身體的疲勞。

記得當天晚上，因為住宿的地方有冷水浴池，所以我就試著做對比浴。

由於我想用自己的身體進行人體實驗，所以只讓右腳接受對比浴，左腳則進行一般的泡澡。結果到了隔天，接受對比浴的右腳感覺輕盈不少，而沒有接受對比浴的左腳則受到炎症的影響，不但腫了起來，還有疼痛感。藉由這次經驗，讓我實際感受到對比浴的威力。

然而無論是冷水浴還是對比浴，因為兩者都會讓血壓產生變化，所以有血壓相關疾病的人，請不要嘗試。對於有心律不整等心臟方面疾病的患者，以及有其他宿疾在身，都要在執行之前和主治醫師討論。

39 能有效緩解疲勞的「運動油按摩」

Key Word
按摩後疼痛／炎症／運動油按摩

To Do
☑ 進行能促進血液和淋巴液流動的「運動油按摩」
☑ 全身按摩所需時間以三十至六十分鐘、局部按摩以五至二十分鐘左右為基準

一般的按摩只能帶來短暫的效果

如果我們像運動員般持續進行會使用到肌肉的激烈訓練，疲勞就會積累在肌肉裡。

相反地，**對那些運動量不足，幾乎沒怎麼動到肌肉的人來說，疲勞同樣也會累積在肌肉裡**。這是因為肌肉如果不使用，肌力就會衰退，甚至連支撐自己身體這樣的動作都會出現問題，這都是因為肌肉裡積累了疲勞所致。

另外，如果我們不活動肌肉，還會造成體內的血液循環變差，阻礙疲勞因子和疲勞恢復因子代謝，進一步造成所需的氧氣和能量源的供應無法送達，使得會讓人產生疲勞的代謝物質無法排出體外，最後人們就會覺得疲累。

按摩可說是消除肌肉疲勞最普遍的方式，相信有不少人一感到肌肉疲勞時，就會立刻到按摩店報到吧。就連本書之前提到的，針對SB Creative出版社員工所做的問卷調查結果也顯示，按摩高居消除疲勞方式的第三名。

按摩店所提供的服務，大多是針對僵硬和疼痛的部位進行重點式的指壓、揉、搓和搥打。這類型單項的按摩服務，對消除肌肉疲勞的效果相當有限，就算一時之間能有神清氣爽的感覺，但其實疲勞並未真正緩解。

有時候因為實在太累了，會要求按摩的人手勁兒大一點，造成隔天被按壓的部位疼痛不已，這就是「按摩後疼痛」。

有些人會先入為主地認為，「如果沒有出現按摩後疼痛這種強烈的刺激感，就代表按摩沒有效果。」然而按摩後疼痛和激烈的肌肉訓練後出現的肌肉疼痛，其實兩者都是肌肉發炎的徵兆。「發炎」是人體對損傷等異常狀態所採取的防禦反應，如果放任不管，有可能會演變為慢性且持續的發炎，讓人感到疲累。

或許各位認為，經常從事激烈訓練的運動員，應該每天都會去按摩吧。但其實幾乎所有的運動員大概一個星期才去按摩一次，再頻繁也大約是三天才按一次。因為運動員都知道，就算沒有出現按摩後疼痛的情形，按摩還是會造成身體小規模的發炎，而這會使他們覺得疲累。

不壓、不揉的「運動油按摩」

目前在運動相關領域中，主流的按摩方式已非過去以按壓或揉捏的方式來進行，而是採用「運動油按摩」，這是一種在身體抹上油，把油當作潤滑劑，然後以手在身體上滑動的按摩方式。

在進行運動油按摩之後，身體幾乎不會出現按摩後疼痛。記得當我開始在美國學習如何當教練時，只要一提到運動員的按摩，通常所指的就是運動油按摩。

運動油按摩之所以能消除肌肉的疲勞，是因為藉此可以促進血液和淋巴液的循環。

肌肉等人體部位的末梢，需要獲得由心臟輸出的血液所攜帶的氧氣和能量源。而在使用氧氣和能量源，並於進行代謝後所產生的代謝和排泄物，還需藉由血液和淋巴液迅速排出體外。從心臟流向末梢的血液為「動脈血」，從末梢流向心臟的血液為「靜脈血」。靜脈血中有一部分會成為淋巴液，淋巴液最終會與靜脈血匯合在一起流回心臟。

如果在上述的過程中出現阻塞，疲勞因子和疲勞恢復因子的新陳代謝速度就會放緩，造成需要的氧氣和能量源無法到達，代謝物和排泄物的排出也會受到影響，這些都是會讓人感到疲勞的原因。

接受運動油按摩對人體最有助益之處，在於它能幫忙靜脈血和淋巴液的回流。

我們的心臟就像一個幫浦，雖然能輸出動脈血，卻無法吸回靜脈血和淋巴液，使其完成回流。於是以小腿為中心的下肢肌肉的伸縮會取代心臟，來完成使靜脈血和淋巴液回流到心臟的任務。當肌肉伸縮時，血管和淋巴管會不斷受到壓迫和解放，就像由一夥人接力傳遞水桶，使靜脈血和淋巴液完成回流，而這正是我在前面已提過的「擠乳作用」。藉由運動油按

血液循環的結構

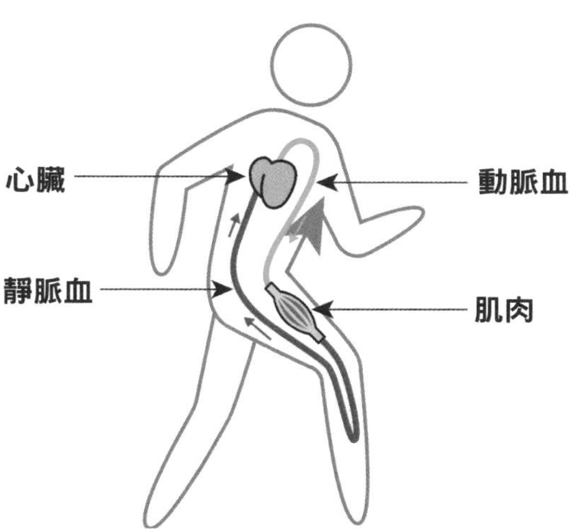

摩，讓手從身體末梢往心臟方向摩擦，就能像擠乳作用，促進靜脈血和淋巴液的回流。

另外，運動油按摩還具有以下三種作用。

一、對皮膚的作用

只要透過刺激分布在皮膚上的「觸覺受容器」，就能讓皮膚的血管產生反射性的擴張，使血液流量增加，促進人體的新陳代謝。

二、對肌肉的作用

藉由讓肌肉動起來或給予刺激，能使肌肉內的血流更為順暢，並順利排出代謝物和排泄物。

三、對神經的作用

輕微摩擦所產生的刺激，能讓運動神經更為興奮，而使勁用力按壓所帶來的刺激，則會抑制知覺神經的興奮。

進行運動油按摩時，為了避免讓身體感到疲勞，全身按摩所需的時間為三十至六十分鐘，而肩膀和腰等局部的按摩，則可設定在五至二十分鐘。另外，吃完飯到進行按摩之間至少應間隔六十分鐘。還要注意的是，按摩過程中不要維持同一種姿勢（體位）過久，也不可按壓會感到疼痛的部位。

40

藉由靜態伸展操，活化擠乳作用

Key Word

靜態伸展操／高爾肌腱器官／牽張反射／肌梭／筋膜

To Do

- ☑ 不要借用反作用力，要和緩地伸展肌肉
- ☑ 停留在「雖然有點痛，但還挺舒服」的地方，不要讓肌肉伸展到只能感覺到痛的程度
- ☑ 一個部位執行20秒×2至3組
- ☑ 在伸展肌肉時，別讓呼吸停下來
- ☑ 要在運動後或洗完澡時，肌肉處於溫暖的狀態下進行

伸展操是消除疲勞的好幫手

如果能把伸展操和前面提到的運動油按摩合在一起進行，對消除肌肉疲勞能更具功效。

伸展操分為兩種，一種是不借用反作用力，能讓肌肉安靜舒展的「靜態伸展操」；另一種是像廣播體操，借用動作的反作用力來讓肌肉大幅伸展的「動態伸展操」。不論是哪一種，都是消除疲勞的好幫手。

在兩者中，靜態伸展操的效果尤為顯著。它能提高肌肉的柔軟度，擴大關節可動作的範圍（可動域）。當關節的可動域增加後，肌肉的動作就會更為順暢，因為在肌肉的緊張感消失之後，血液循環也會變好，筋肉的疲勞自然就容易去除。

透過靜態伸展操對下半身的肌肉施加壓力，還能提升擠乳作用的效果。關於這點，動態伸展操也能產生同樣的效果。當擠乳作用變得活潑之後，血液和淋巴液的循環也會更順暢，進而舒緩疲累的身心。

透過靜態伸展操來伸展肌肉

「肌腱」位於肌肉的末端，在肌腱裡頭存在一個名為「高爾肌腱器官」的小型感應器，能偵測肌肉的伸縮程度。

如果我們透過做靜態伸展操持續伸展肌肉，高爾肌腱器官就會發出「肌肉正在伸展喔！」的訊息，接著這則訊息會經由神經（Ｉｂ感覺神經元）即時傳達到脊髓，然後脊髓就會對正在伸展的肌肉下達「放鬆肌肉！」的指令，這個機制最主要的目的，是為了不讓肌肉因過度伸展而受傷。與此同時，正在伸展的肌肉和與其呈相反動作的肌肉（拮抗肌），也會收到由脊髓發出傳達至肌肉、要它們收縮的指令。只要拮抗肌一收縮，肌肉就會變得更容易伸展。

在做靜態伸展操時，如何不引起「伸張反射」，也

做靜態伸展操能舒緩肌肉的原理

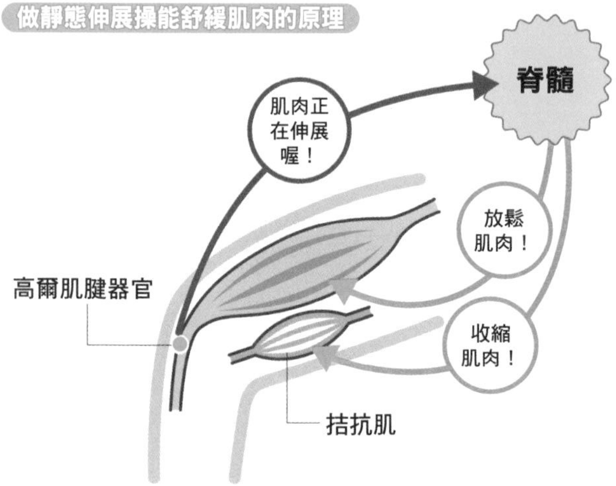
脊髓
肌肉正在伸展喔！
放鬆肌肉！
收縮肌肉！
高爾肌腱器官
拮抗肌

是需要注意的重點。這是指當肌肉快速伸展時，會出現反射性想縮回的反應。

如同肌腱裡存在著高爾肌腱器官那樣，肌肉裡也有名為「肌梭」的偵測器，它能感知肌肉伸展的程度。當肌肉急速伸展時，肌梭就會藉由神經（Ｉａ運動神經元）向脊髓傳遞訊息。之後伸展中的肌肉就會縮回，如同從脊髓傳來要拮抗肌放鬆的指令，這一連串的動作就是「伸張反射」。這個反射的目的，是為了讓肌肉能避免因無預警突如其來的伸展所造成的傷害。

若想避免伸張反射發生，**在做靜態伸展操時要不靠反作用力，而是以放慢動作的方式，和緩地伸展肌肉**。當一個部位的動作持續二十秒左右，透過高爾肌腱器官所引發的機制就會啟動，使肌肉恢復柔軟。

此時，動作最多就做到只感到疼痛時就要打住，不要執意進行伸展，因為當人感到疼痛時肌肉就會緊張，變得很難放鬆。在我們和緩伸展肌肉的過程中，還要注意別讓呼吸停下來。一邊吐氣一邊做伸展操，能讓肌肉更容易伸展。

舒緩筋膜就能提升肌肉柔軟度

肌肉柔軟度之所以會出問題，除了肌肉之外，也和關節、肌腱與皮膚等脫離不了關係，其中**「筋膜」對柔軟度的影響更不可忽視。**

筋膜正如它的名稱所示，是包覆著肌肉的膜[1]。藉由筋膜可以讓人體全身的肌肉相互協

1　譯註：中文裡的「肌肉」，在日文中的漢字為「筋肉」。故「筋膜」從日文來理解即為包覆著「筋肉」（肌肉）的膜。

作，尤其是包覆腰部的「胸腰筋膜」，能夠連動臀部的臀大肌、腹部的腹肌群以及背部的廣背肌等部位的肌肉。若是胸腰筋膜硬化，可能會產生腰痛的問題。

雖然有一種舒緩筋膜的方式稱為「筋膜放鬆」，但就算我們不刻意去做筋膜放鬆，僅靠靜態伸展操一樣也可以達到舒緩筋膜、提高肌肉柔軟度的效果。

這裡我還要再提醒一點，**在開始做靜態伸展操時，不要只做一組動作就停下來。一個部位的靜態伸展操動作，伸展肌肉約二十秒後可以先喘口氣，然後試著再做一次相同的動作，此時應該能很明顯感受到身體變柔軟了。**

會出現這樣的現象是因為經由第一次的動作，已經消除了筋膜的抵抗感，所以相同的動作再做第三次時，又會比第二次來得更容易伸展。**因此我建議大家，一個二十秒左右的靜態伸展操動作，一次就要做二至三組。**

另一個建議是，**請在運動或洗完澡後體溫較高的情況下做靜態伸展操。**肌肉和筋膜在體溫上升時，會比較容易伸展。如果是在家裡做靜態伸展操，可以在開始前先在浴缸裡泡一下來提高體溫。

從下一頁開始，我將向各位讀者介紹能應用在容易僵硬的主要肌肉上的靜態伸展操，希望大家能養成做這些動作的習慣。若是要訓練肌肉，每二至三天做一次就夠了（請參考本書第六十八頁），但靜態伸展操則每天做也沒關係。

另外，以下是我針對到目前為止所介紹過有關靜態伸展操的重點整理。

- 不要依靠反作用力，要以和緩的方式伸展肌肉。

靜態伸展操

- 肌肉伸展到「有點痛，但感覺還挺舒服」的程度就要停止，不要讓肌肉只剩下痛感。
- 一個部位請執行20秒×2至3組動作。
- 在停下動作伸展肌肉時，別讓呼吸停下來。
- 請在運動完或洗完澡後肌肉還處於溫熱的狀態下做靜態伸展操。

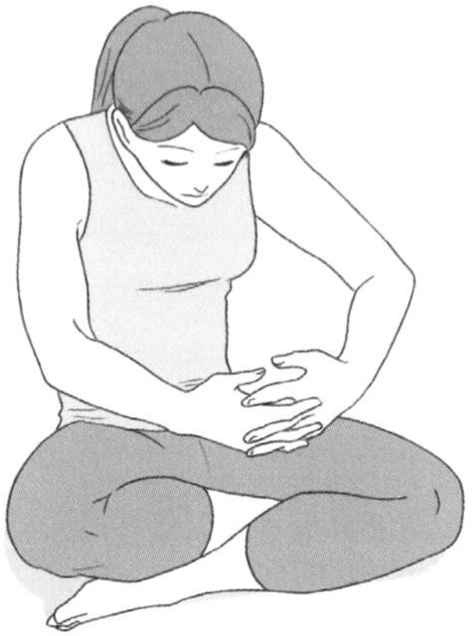

肩胛骨

1. 盤腿坐在地上，將雙手置於身體前方，手指扣在一起。
2. 像抱著一顆大球般伸展背部。做這個動作，能放鬆斜方肌（僧帽肌）。

頸部

1. 坐在地上，雙腳盡量打開，並立起雙膝。
2. 兩手置於頭部後方，手指扣在一起。
3. 把手肘置於雙膝之間，先吸氣，然後在吐氣時，僅靠手腕的重量把頭往前壓。同時放掉肩膀的力量，利用手腕的重量來延伸頸部後方一帶的肌肉。

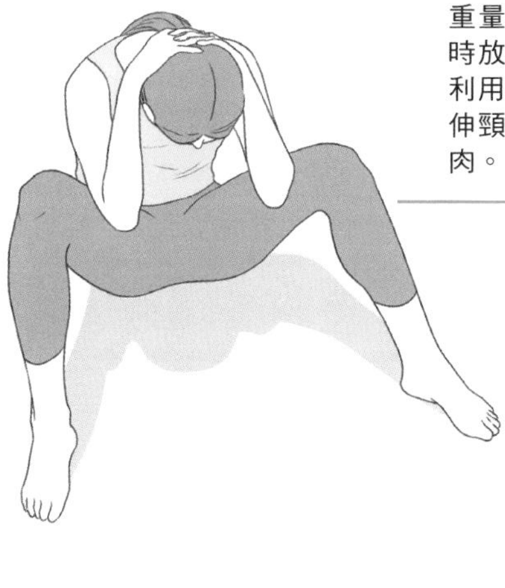

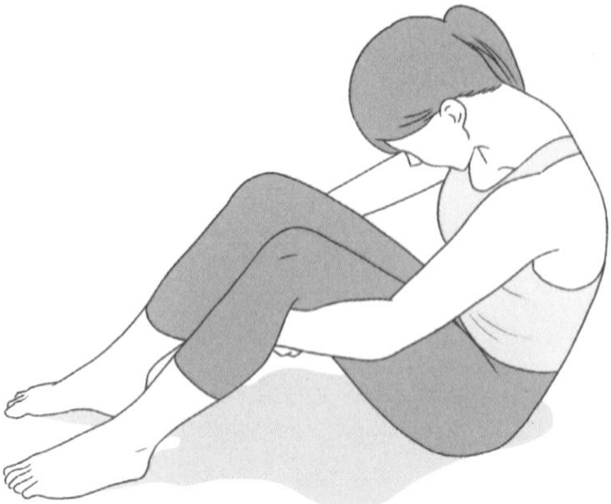

背部

1. 坐在地上並立起雙膝。
2. 把雙手固定在大腿後方，先吸氣，然後在吐氣時把背部拱成圓形。
3. 讓身體稍微往後傾，將頭部倒向前方，用這樣的方式來讓脊柱呈圓形。
   做這個動作能伸展脊柱周圍和背部一帶的肌肉。

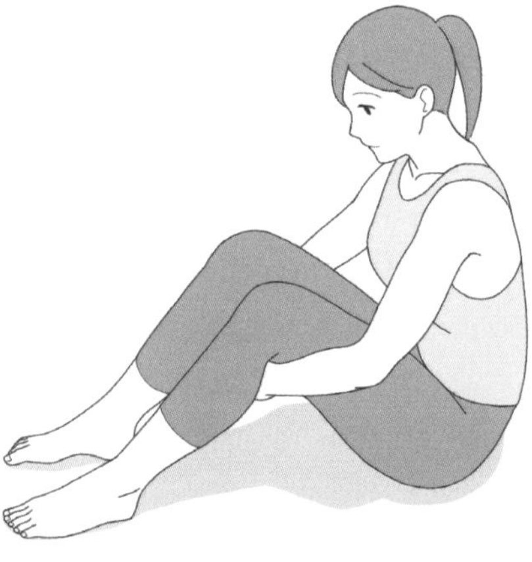

NG

背部

如果背部直挺挺，肌肉就無法伸展了，因此要讓背部呈圓形。

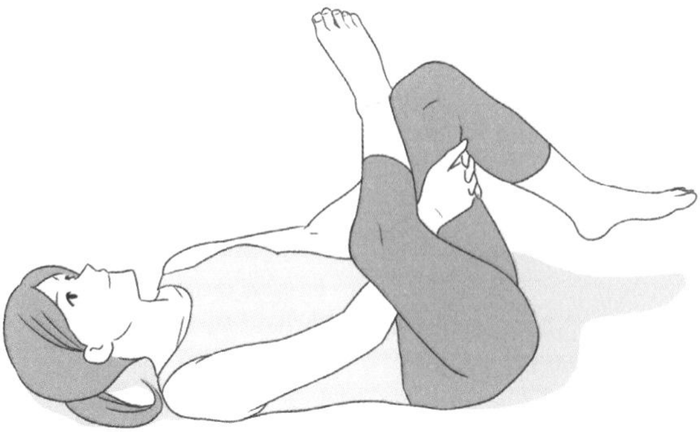

臀部

1. 仰躺，先彎起一隻腳，然後讓另一隻腳的腳踝擱在前腳的膝蓋上。
2. 兩手手指交扣於前腳的大腿後方，兩手出力把大腿往胸口方向壓。

   做這個動作可以伸展臀部的肌肉。

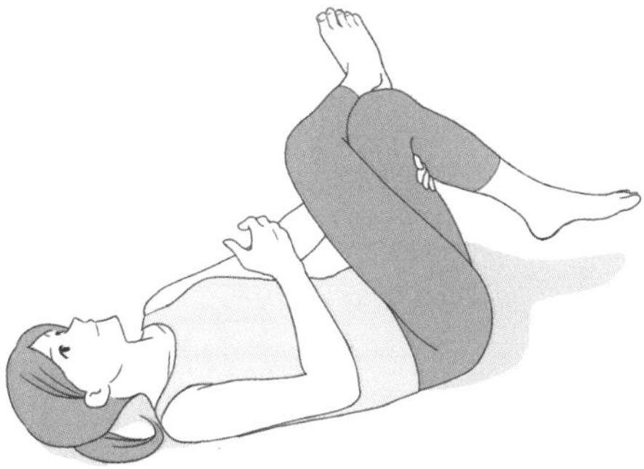

NG

臀部

當雙腿靠在一起時，如果後腳腳踝距離前腳膝蓋太遠，會使臀部的肌肉難以伸展。因此要把後腳的腳踝，放在前腳的膝蓋上。

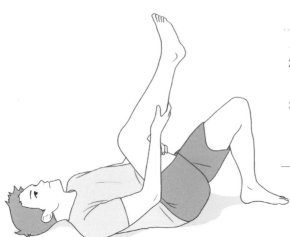

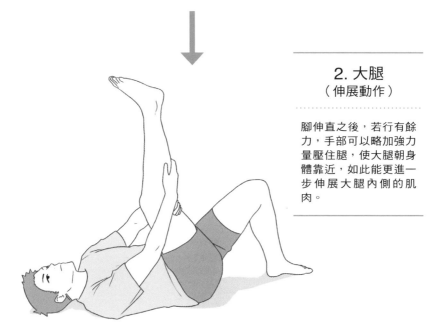

1. 大腿
（初始動作）

1. 仰躺，立起雙膝。
2. 抬起一隻腳，把兩手分別放在小腿和大腿的後方做支撐。
3. 在膝蓋彎曲的狀態下，慢慢把腳伸直，做這個動作可以伸展大腿內側的肌肉。

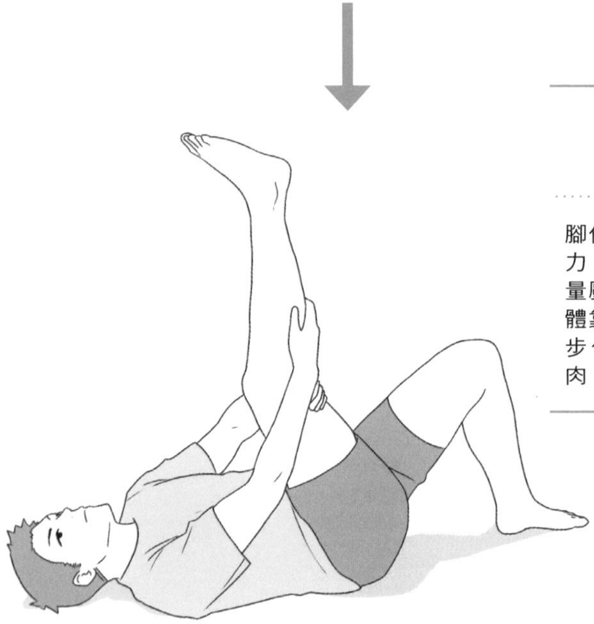

2. 大腿
（伸展動作）

腳伸直之後，若行有餘力，手部可以略加強力量壓住腿，使大腿朝身體靠近，如此能更進一步伸展大腿內側的肌肉。

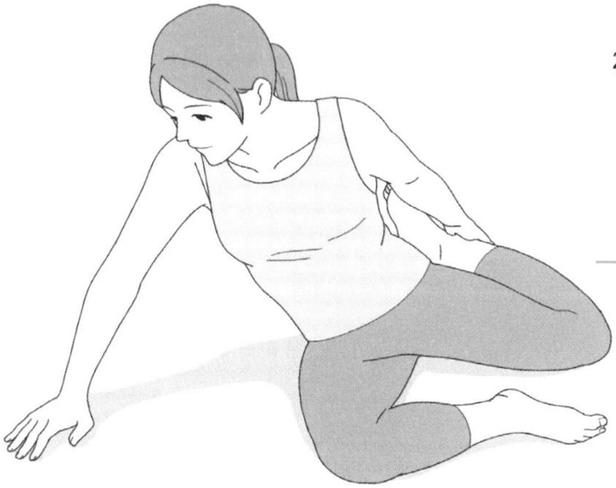

髖關節

1. 盤腿坐下，用一隻手抓住位於同一側的腳踝，然後把腳踝往後拉，讓膝蓋往身體後方移動。
2. 維持腳後跟往臀部靠近的狀態，進一步把腳往後拉，上半身要往相反方向旋轉。
   做這個動作能夠伸展髖關節。

※ 相關的影片請參考本書第十三頁所提供的連結。

〈第六章〉

讓身體的疼痛和僵硬完全歸零

釋放壓力，
翻轉高壓生活

41

肩膀僵硬和腰痛，多半都是因為壓力

Key Word

肩膀僵硬／腰痛／特異性腰痛／非特異性腰痛／鴉片類藥物／下行性痛覺抑制系統

To Do

☑ 會出現腰痛和椎間盤突出，也和人的心理狀態有關

發生肩膀僵硬和腰痛的原因

日本人的「有訴率」（對自身疾病或受傷部位能自述主觀症狀的人）如下頁圖所示，男性的第一名為腰痛，第二名為肩膀僵硬，女性的第一名為肩膀僵硬，第二名為腰痛（厚生勞動省《國民生活基礎調查》）。肩膀僵硬和腰痛，真可稱得上是日本人的「國民病」了。

當人們疲勞時，肩膀僵硬和腰痛的情況會更加惡化，讓人更不想動，這樣反而會造成體力衰退，也更容易使人提不起勁，由此陷入惡性循環中。

在一般的認知裡，出現肩膀僵硬和腰痛的原因應該是出在肌肉與關節。舉例來說，多數肩膀僵硬的人，是因為由脖子和背部的肌肉支撐著頭部和手腕的重量所造成的。人的頭部約占身體重量的百分之十，一個體重為五十公斤的人，頭部即重約五公斤，而一隻手臂約占身體重量的百分之七，也就是三公斤左右。因為必須支撐頭部和雙臂的重量，所以脖子和背部的肌肉才

會一直處於緊繃的狀態之下。

肌肉如果因緊繃而導致僵硬，會壓迫其周圍的血管，引發血流不足。長此以往，不但關節的行動力會變差，也會影響血液循環。因緊繃而收縮的肌肉，會比放鬆時舒緩的肌肉需要更多的氧氣和能量源，也就是說，只要肌肉緊繃，雖然血液循環會變差，卻會增加由血液輸送的氧氣和能量源的需求。

一旦遇到上述的情況，肌肉就會發出「我這裡缺氧氣又缺能量源」的求救信號，這種行為可視為是肌肉在自我保護的防衛反應。

當包覆於肌肉外圍的微血管受到傷害（例如緊繃）時，就會分泌構成求救訊號的「緩激肽」和「組織胺」這兩種物質，並引起人體發炎和疼痛的症狀。

一旦身體出現疼痛，肌肉就會持續保持在緊繃和收縮的狀態，如此一來，又更進一步促使緩激肽和組織胺的分泌，讓情況陷入惡性循環，不斷重複緊繃↓疼痛↓緊繃……的輪迴。如果忽視這種狀況，數年後肌肉的僵硬和疼痛就會成為慢性的症狀。

在了解了肩膀僵硬和腰痛形成的原因之後，我們知道**只要讓頭部和背部的肌肉負擔頭部和手臂重量的強度，使**

日本人的有訴率

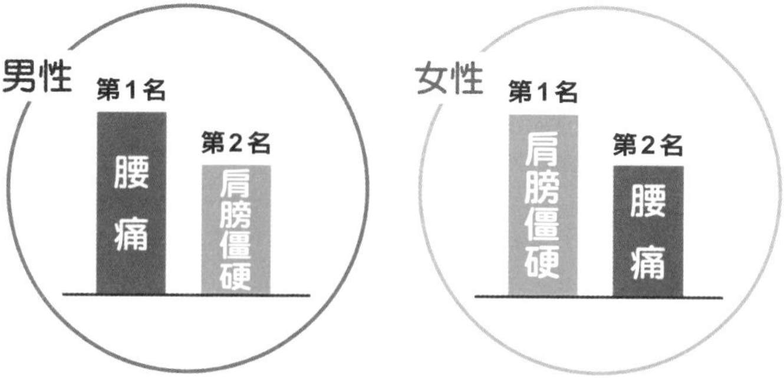

肩膀和肩胛骨的動作不會卡卡，且讓血流順暢，應該就不會出現肩膀僵硬的問題。

然而即使是脖子和背部肌肉都很發達，肩膀和肩胛骨也能活動自如的游泳選手，為何還是會出現肩膀僵硬的問題呢？

一般來說，大多數的游泳選手會表示自己有肩膀僵硬的問題，並向教練表示「想要按摩」的時候，通常都是在例如即將面對奧運等重要的比賽前夕。正式上場比賽之前的精神壓力，是造成肩膀僵硬的原因。因為壓力同樣會讓人感到疲勞，而造成疲憊的壓力一經積累，就更容易讓肩膀僵硬和腰痛的問題惡化。

85％的腰痛原因依舊不明？

根據厚生勞動省表示，造成慢性腰痛發生的特定原因，其實只占所有可能原因的15％，這類腰痛稱為「特異性腰痛」，由椎間盤突出和椎管狹窄所造成。**剩下約85％無特定原因的腰痛則稱**

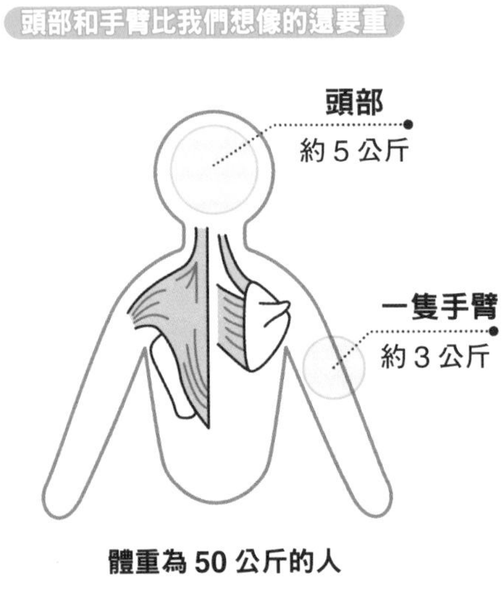

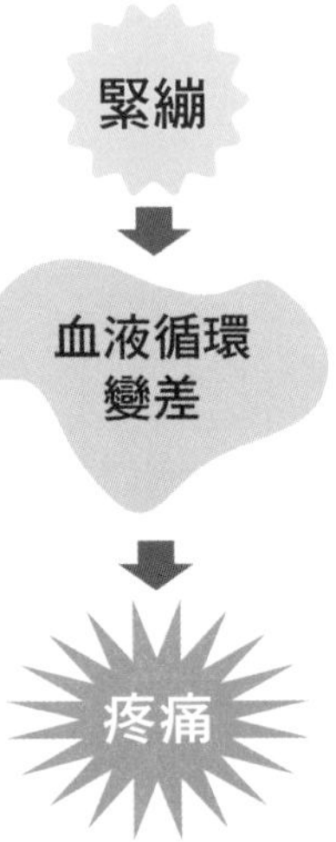

為「非特異性腰痛」，造成的原因如前所述，和肌力與關節柔軟度的衰退等有關。

近年來，**疲勞和壓力已被認為是造成非特異性腰痛的原因**。肌力不足、肌肉血液循環不良和關節柔軟度的衰退等，雖然都是造成肩膀僵硬和腰痛的原因，但除此之外，因壓力引起的身體僵硬和疼痛的情形，其實遠比想像的還要多。

如果腰痛是由肌力不足和關節的柔軟度衰退所造成，那麼苦於腰痛症狀者的比例，應該會隨著年齡的增加而成長。如果沒有運動習慣，那麼肌力和關節的柔軟度，都會隨著年紀的增長而衰退。

然而，真實情況卻和上述的預期相左。針對腰部出現慢性疼痛者（也就是一般所謂的腰痛）的調查顯示，腰痛的人比例最高的是四十多歲的女性，而非老年人。

大腦和壓力的關係

在有關「非特異性腰痛」的研究中，最近幾年它和大腦的關係，開始受到各界關注。

福島縣立醫科大學在**針對原因不明腰痛患者的腦部血流量進行調查時發現，竟然有高達七成的人腦部血流量不足**。若要大腦健全運作，充足的血流不可或缺，所以一旦出現血流不足的情形，腦功能就可能出現問題。

美國西北大學在針對大腦和腰痛的關聯性做進一步研究時發現，腦功能中最受影響的部位是「伏隔核」。

當人體出現疼痛時，神經會把訊息傳達到大腦的「腹側被蓋區」。該處能製造多巴胺，然

腦能夠抑制疼痛的機制

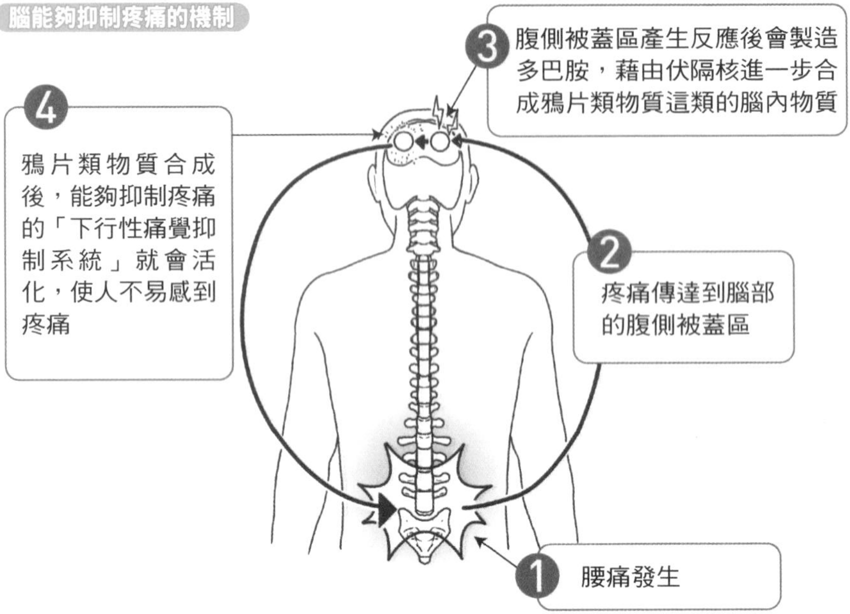

3 腹側被蓋區產生反應後會製造多巴胺，藉由伏隔核進一步合成鴉片類物質這類的腦內物質
4 鴉片類物質合成後，能夠抑制疼痛的「下行性痛覺抑制系統」就會活化，使人不易感到疼痛
2 疼痛傳達到腦部的腹側被蓋區
1 腰痛發生

後透過伏隔核合成能夠抑制疼痛的鴉片類物質。當鴉片類物質合成之後，能夠緩解疼痛的「下行性痛覺抑制系統」就會活化，接著大腦就會自動為我們抑制疼痛。

如果人們一直受到慢性壓力的影響，腦部的血流量就會不足，進而降低伏隔核所能提供的作用，連帶也會影響鴉片類物質的合成數量不足，造成下行性痛覺抑制系統無法發揮功能，最終使得人們容易感到慢性疼痛。

也就是說，其實壓力並非疼痛的原因，而是因為壓力會對能夠抑制小規模疼痛的腦部機能帶來負面影響，所以人體才會出現慢性疼痛。

42

椎間盤突出的部分原因，來自心理問題

Key Word

椎間盤突出／巨噬細胞／閃到腰（急性腰痛）

To Do

☑ 提高免疫力的巨噬細胞越活潑，椎間盤突出就有自然治癒的機會

部分椎間盤突出會感覺不到疼痛

儘管有不少難以確認發生原因的肩膀僵硬和腰痛都與壓力有關，但就算是知道原因的特異性腰痛，也有可能是受到壓力的影響所造成。接下來就以椎間盤突出為例來做說明。

「椎間盤」是位在構成脊柱（背骨）骨頭之間的緩衝物質，能夠緩和加諸於脊柱上的衝擊力，有助於脊柱做出一些柔軟的動作。

腰部的椎間盤突出症狀，是位在腰部的椎間盤因某些原因脫離固定的位置，於是出現壓迫到周圍神經等狀況所產生的疾病（「Hernia突出」在拉丁文中的原意即為「突出」之意）。

然而椎間盤出現「突出」的情形，並不代表一定會出現痛感。

因為椎間盤是一種軟骨，無法成相於X光片上，所以我們只能透過MRI（磁振造影）的方式，來確認一個人是否有椎間盤突出的問題。

在一項以MRI的方式，針對有腰痛問題、且確診為椎間盤突出的四十六人，以及無腰痛

問題、健康的四十六人為對象，透過成相畫面來做診斷的研究（一九九五年，國際腰痛學會）表示，在沒有腰痛症狀且身體健康的人之中，有76％的人有椎間盤突出，而且在高達85％的人身上，發現椎間盤有變形的狀況。

這個研究結果讓我們知道，**即使椎間盤突出或變形，許多人在日常生活中，也不會感覺到任何異樣**。

為什麼椎間盤突出有「會讓人感到疼痛」和「不會讓人感到疼痛」兩種類型呢？

一九九五年時，瑞士的蘇黎世大學曾對會感到疼痛的椎間盤突出患者進行研究，結果顯示，會壓迫到神經的「突出」椎間盤數量，其實只占全體的三分之一。剩下的三分之二，則與憂鬱、不安或來自工作上的壓力較有關聯。也就是說，**椎間盤突出所產生的疼痛，其實大部分出自心理問題**。

正如之前我對心理問題如何讓人感到疼痛的生理機制所做過的說明，當人們感受到壓力，會造成腦內能夠緩和疼痛的鴉片類物質分泌不足，導致小規模的疼痛變得難以抑制，進而演變為人們所感受到的慢性疼痛。

難以歸類於特定原因的肩膀僵硬和腰痛，就算真的是由壓力所造成，許多病患還是很難接受醫師提出「雖然原因並不清楚，但很可能和壓力有關」這樣的說法，還會質疑把一切都推給壓力的診斷，而不再信任醫師或醫院。

這種對醫療的不信任感，會導致病患認為「這位醫師就是個半吊子，我還是去給其他人看看吧」，而開始四處求醫。甚至還有人會相信一些可疑的民間療法。

既然患者會對「因為不清楚造成症狀發生的原因，所以先暫時觀察一下吧」這樣的說明感到不安，於是有些醫師就會設法提供一些病名，讓病人心安。

例如醫師會建議病患「為了保險起見，我們來做個MRI吧」，然後醫師會在做圖像診斷時，找出看起來像是「突出」的地方，來向病患解釋：「你看，這裡有突出的地方，因為看上去並不是很嚴重，所以我們先暫時觀察一下。但要是出現了嚴重的疼痛，當然也可以選擇手術來治療。」只要能這樣做，哪怕是疑心病很重的病患，也能接受醫師給出的說法。

90%的椎間盤突出都能自然痊癒

但就在「暫時觀察一下」的過程中，有些患者的腰痛症狀卻開始減緩。這是因為就算不動刀，椎

腰部的構造和突出

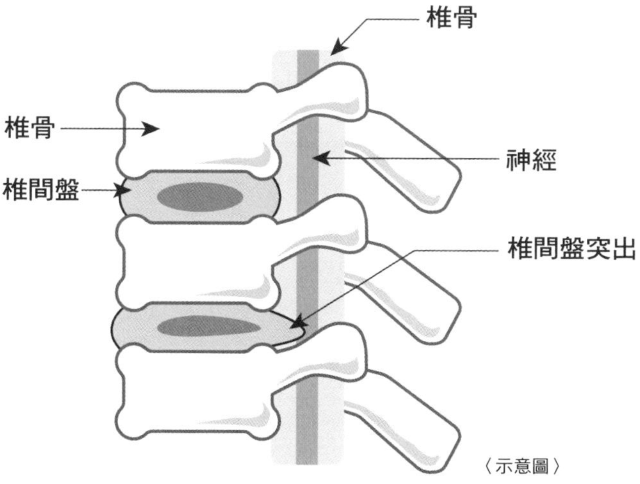

〈示意圖〉

間盤突出原本就有九成的機率能自然痊癒。

在椎間盤突出自癒的過程中，免疫細胞中的巨噬細胞扮演了重要的角色。巨噬細胞是一種白血球，負責人體中的免疫系統。

當人體內出現突出時，患部就會出現發炎的症狀。而在發炎被感知到之後，血液裡的巨噬細胞就會集結起來，發揮該細胞能吃掉異物和死去細胞的吞噬作用。因為這種吞噬作用也會吃掉突出的椎間盤，所以在經過一段時間後，椎間盤突出的症狀才會出現自然痊癒的現象。這種反應也會出現在症狀較輕和較重的患者身上。

一些會四處求醫的患者，他們的椎間盤突出症狀之所以會在接受民間療法時得到減輕，和從網站上找到的名醫所提供的精湛治療方式，又或是氣功老師的超能力都沒有關係，或許只是體內的巨噬細胞，幫忙清除掉這些突出的地方而已。

然而，有些患者會在身體出現發麻、麻痺以及排尿障礙時，無法耐心等待巨噬細胞發揮作用，而選擇接受手術去除突出的地方。

我目前擔任青山學院大學（以下簡稱「青學」）陸上競技部的教練。青學過去就以「箱根驛傳」等賽事的常勝隊伍之姿，以學生驛傳比賽界的王者聞名於世。

青學第一次贏得「箱根驛傳」的優勝，是在二〇一五年。當年還是大三生的神野大地選手（以下簡稱「神野」），是這場比賽勝出的頭號功臣。神野特別擅長第五區的登山路段，因此還獲得「第三代山神」的封號。

但就是這位神野選手在比賽前夕，突然跟我說他的「膝蓋很痛」，如果真是如此，那麼事情就大條了。然而在其他教練檢查過後，發現他膝蓋周圍肌肉的狀態其實還挺不錯的，按摩師也表示沒有發現異常之處。

因此當時我認為，雖然因壓力影響到膝蓋的例子很少見，但或許這次真的是因為選手在賽前壓力過大所致，於是我刻意不把自己的想法告訴神野。

當天晚上，我和神野一起好好地做了伸展操，過程中我暗示他，只要做了這些動作，明天上場時肯定沒問題。神野似乎也接受了我的說法，沒有再提膝蓋疼痛的事。

隔天正式比賽時，神野在五區的登山路段跑得飛快，甚至還刷新了這個區間的紀錄。在抵達終點之後我問他膝蓋還會痛嗎，神野笑著回答我：「一點也不痛喔！」

眾所周知，在單程距離超過一百公里的箱根驛傳中，五區是挑戰難度最高的一個區間。即使是膝蓋沒有任何問題的選手，在跑完五區也可能會對他們的腳和腰部帶來嚴重的傷害。

藉由巨噬細胞來除掉突出的地方

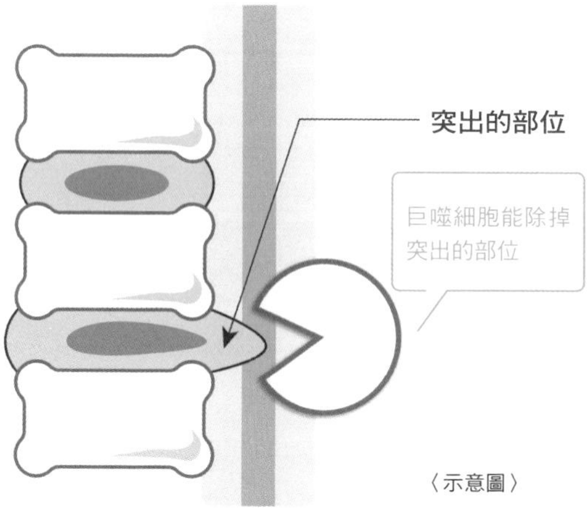

〈示意圖〉

更何況是膝蓋已經感到疼痛或出現問題的選手，然而神野卻如履平地般地跑完了。由此可知，前一天出現的膝蓋疼痛，果然是由壓力所造成。我的伸展操帶來的安慰劑效應，舒緩了神野的壓力，使他不再感到疼痛。

從事教練工作多年，我發現在正式比賽前，和神野出現相同現象的運動選手其實並不少見。

「閃到腰」其實也會受到心理的影響

老實說，我過去也曾有過因壓力而被腰痛所苦的經驗。

那是我在擔任桌球選手福原愛教練時的事情了。二〇一二年倫敦奧運時，福原愛身為日本女子桌球團體賽的王牌選手，在場上大放異彩，奪得了銀牌的佳績。然而，隔年在法國巴黎所舉辦的第五十二屆世界桌球錦標賽，在女子單打的第一場比賽，福原愛這位當時世界排名第十二名的選手，竟然輸給了世界排名第一百六十六名的選手。

當時大家原本都很期待，福原愛能挾著奧運奪牌的氣勢，在世界桌球錦標賽上再創佳績。但事與願違，這讓她自己以及教練團的每位成員都感到相當失落。

之後，在參加下一場重要的比賽之前，福原愛和我們教練團的人來到中國東北的遼寧省進行合宿訓練。這一次，大家都希望能避免出現像上次那樣，首場比賽就敗下陣來的情形。就是在這次練習進行到一半的時候，我經歷了有生以來第一次的「閃到腰」。其實「閃到腰」是俗稱，正式的名稱為「急性腰痛」。

當教練的人竟然閃到腰，這可不是能拿來說笑的事情。因為連自己都照顧不了的人，哪有

閃到腰的原因

閃到腰

- 因腰部的椎間關節出現錯位或椎間盤的損傷所造成
- 因心理或社會因素帶來的壓力所造成

資格當別人的教練。我為了不讓其他人知道自己的情況，首先就是要裝作什麼事情都沒發生。

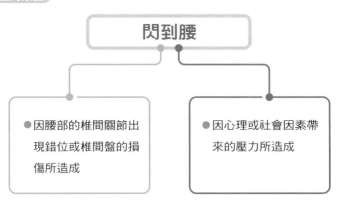

人之所以會「閃到腰」，主要的原因有以下兩種。

其一是，腰部的椎間關節出現錯位或椎間盤受傷，簡而言之，其實就是腰部扭傷。當我們在搬起重物或打噴嚏的瞬間，若出現這種強烈又尖銳的疼痛時，就是閃到腰了。

其二是，屬於之前提過無法歸類於特定原因的「非特異性腰痛」。這種症狀出現時，雖然本人可能會痛到連走路都有問題，但檢查後卻幾乎無法從成相裡找出不對勁的地方，這種腰痛的成因就和壓力有關。

當時我曾思考，會造成自己閃到腰的原因，究竟是這兩者之中的哪一種。但我不記得自己有做過什麼會對腰部產生負擔的動作。每一天我所做的，就是從早上九點開始直到晚上七點，近距離觀察福原愛在練習過程中的動作，然後在吃完晚飯過了三十到六十分後，對她進行訓練指導而已。

這麼看來，我閃到腰的原因，應該就是壓力所造成的。當時我一直在思考「為了讓福原愛在下一場比賽時能正常發揮出實力，我應該為她做點什麼。」大概因為這樣，結果才累積了太多的壓力吧。另外，因為那時的訓練地點位於偏遠地區，是個無法讓人好好放鬆的地方。加上當地的居民別說是日語了，連英文的「One Two Three」都聽不懂，所以我在當下才會感到特別有壓力吧。

在釐清之所以會閃到腰的原因之後，我告訴自己得使用飯店裡的跑步機來活動腰部。幸運的是，在我這麼做後過了三天，疼痛就消失了，總算安全地度過了難關。

43 腰痛時別都不活動

Key Word 認知行為治療／黃旗指標

To Do ☑ 腰痛時不要什麼都不做，要自我提醒仍需活動

腰痛時要刻意提醒自己仍需活動

雖說急性腰痛能夠自然痊癒，但仍有些人會從急性腰痛轉變為慢性腰痛。一般來說，急性腰痛不到四週的時間就能痊癒，但慢性腰痛卻會持續達三個月以上。

不論出現的是急性或慢性腰痛時，人們大概都希望能靜靜地休養吧。然而除了腰痛能夠明確歸因於是突出或骨折所造成的情況外，日本整形學會並**「不建議」以安靜休養作為治療腰痛的方式**。因為人如果完全不活動筋骨，血液循環就會變差，如此一來，支撐腰部的肌力就會衰退，反而使腰痛更加惡化。對過去曾在中國閃到腰的我來說，當時與其安靜地休養，我選擇的方法是讓自己動起來。

透過認知行為治療減輕壓力

當你的腰痛是由壓力這類心理和社會的原因所引起時，如果只是讓自己悶悶不樂地躺在床

針對主要的腰痛治療方式的推薦度

強力推薦	**服用抗發炎藥、鎮痛藥** ■疼痛達 3 個月以上的情況 → 服用抗焦慮藥物、做伸展操等運動 ■疼痛達 1 個月以上的情況 → 採取能修正一般人偏差的思考方式，並改變其行為模式的認知行為治療
推　薦	**使用腰椎護腰** ■疼痛達 3 個月以上的情況 → 抗憂鬱藥、脊椎固定手術 ■疼痛未滿 3 個月 → 溫熱療法
不推薦	**靜養**（在原因無法確定是突出或骨折等情況時）
缺乏證據	**牽引治療**（腰椎牽引、拉腰） ■疼痛達 1 個月以上 → 按摩

出處：日本整形外科學會等機構的腰痛治療方針（2013年3月24日 朝日新聞）

上休息，疼痛的感覺反而會加劇。這是因為當我們什麼都不做而只是躺著時，意識反而會集中在疼痛上。

日本整形外科學會針對持續了一個月以上出現疼痛的情形，提出如上表所示的「認知行為治療」方式，希望能夠藉由「強力推薦」中的建議，修正一般人偏差的思考方式，並改變其行為模式，透過認知行為治療來減輕人們的壓力。關於認知行為治療，本書第一八八頁中有詳細說明。

在疼痛達三個月以上時，可以服用能夠緩和疼痛的抗發炎藥或鎮痛藥。此外，能夠緩解壓力的抗焦慮藥物，也列在「強烈推薦」的項目中。而抗憂鬱藥則為「推薦」，因為抗憂鬱藥會對腦和脊髓產生作用，具有能抑制疼痛的功效。

確認腰痛的「黃旗指標」

當我們要判斷，造成腰痛的原因是否來自心理或社會的壓力時，可以使用名為「黃旗指標」

腰痛的「黃旗指標」

- □ 認為腰痛對身體有害，或是相信自己會因害怕疼痛，而在持續迴避的過程中，變成只能過著坐輪椅的生活或臥床不起。
- □ 相信如果疼痛沒有完全消失，就無法恢復過去的日常生活或工作狀態。
- □ 因為感受在日常生活和工作中腰痛越來越嚴重，所以會擔心回不到之前的狀態。
- □ 覺得要解決腰痛的症狀很困難。
- □ 已經休養了好一陣子，或平常必須因腰痛而休息的時間過長。
- □ 為了避免做日常生活中的動作，導致運動量不足。
- □ 當被問到「請以 1 ～ 10 分來為自己的疼痛打分數」時，會用超過 10 分的方式來表示疼痛程度之劇。
- □ 非常依賴負責治療的人、治療方式和醫療機器。
- □ 從出現腰痛的症狀之後就容易失眠。

※ 出處：引用自 2004 年《腰痛ガイドライン》內文

（Yellow Flag）的檢查表來做檢視。表中如果「是」的數目越多，表示引起腰痛的原因是來自心理或社會壓力的可能性越高。

綜合前文所述，壓力和疲勞、肩膀僵硬與腰痛脫離不了關係。有關對付疲勞的方式，我將在第七章做更詳細的解說。

〈第七章〉

心累了，該怎麼辦？

身、心疲勞其實是
一體的兩面

44

產生壓力的四大原因

Key Word

壓力因子／日常生活困擾／工作壓力／生活事件／災變事件／緩解因素／社會支持／個人中心治療

To Do

☑ 專注在能夠應付壓力因子的緩解因素上

☑ 透過規律的生活方式，以柔軟的姿態應付壓力因子的過度刺激

壓力也會對身體造成影響

隨著新冠肺炎疫情的蔓延，全世界的人的內心都充滿壓力。而讓人感到情緒不安的原因，其實和在這樣的背景因素下所產生的壓力有關。

「壓力」在本書中是出現頻率很高的詞彙，這裡我想對此詞彙來做個整理。

壓力一詞原本是物理學的用語，原來是指當受到外力的刺激時，物體會出現的「變形」，而造成變形的刺激稱為壓力因子。從前面提到的新冠肺炎來看，擔心疫情擴散即是一種「壓力因子」。

如果出現在金屬等物體上，因外力所造成的「變形」，通常用肉眼就能觀察到。但若被施壓的是人類，壓力則可能以看不到的精神傷害這類形式留在身上，進而轉化為憂鬱、不安和疲勞等精神層面的異常狀態。**同時，壓力還會讓人產生食慾不振或消化不良等身體層面的問題。**

壓力因子與壓力

以壓力為研究對象的壓力心理學，把主要的壓力因子分為下列四種類型。

一、日常生活困擾

這是指日常生活中經常會出現的一些小型壓力因子，例如在和家人談話時感到很火大，或是看到排隊時沒有保持社交距離的人會覺得很生氣等。

然而在社會生活變得越來越方便之際，跟日常生活有關的困擾反而增加。當人們習慣了用手感應一下，就會有水流出來之後，對於要自己動手轉開水龍頭才有水可用這件事，就會感到麻煩。又或是當消費者已經習慣使用數位支付後，對於只願意收現金的店家，會表現出「拜託，都什麼時代了」這種不滿的情緒。

二、工作壓力

這是源自於當人們在解決工作時所遭遇到的困難，或是在職場中碰到的人際關係問題。在工作壓力中，職

壓力因子與壓力的關係

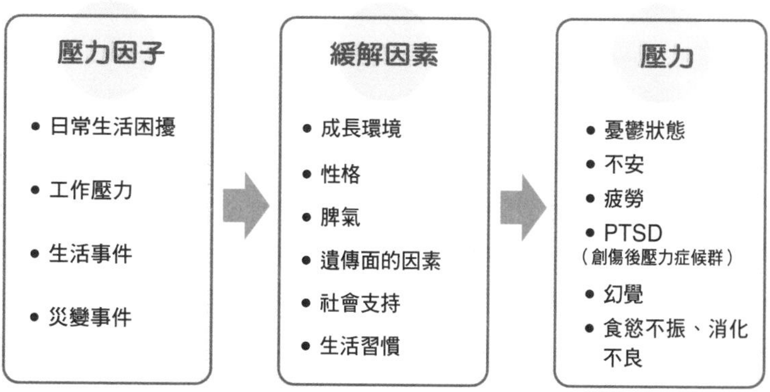

※成為壓力源頭的壓力因子與壓力之間的關係，請參見上圖。

權騷擾、性騷擾和孕婦騷擾等騷擾，在近幾年已成為顯著的社會問題。

三、生活事件

是指對個人而言的重大事件。例如有考試、就職、離職、轉職、搬家、結婚、離婚，以及和親人的生離死別等。

四、災變事件

指的是影響整個社會的大事件，例如地震、水災等天災、恐怖攻擊，或是像新冠肺炎疫情的蔓延等。

解決生活中壓力的方法

生理學家漢斯・塞利（Hans Selye）是首位把原本屬於物理學用語的「壓力」一詞，用於人類身上的人，他曾說過「壓力是人生的調味料」這句名言。確實，有些人之所以會在工作上奮發努力，（「下一次，我一定要讓主管刮目相看！」）和工作壓力脫離不了關係。

話雖如此，在面對相同的壓力因子時，有人能將其視為人生的調味料而激起鬥志，但也有人會將其視為毒藥而深受壓力摧殘。**壓力是「調味料」抑或「毒藥」？造成這兩者差異的是壓力因子和壓力之間的「緩解因素」**。

在緩解因素中，成長環境、性格、脾氣和遺傳這四項原因是先天條件，很難改變，但其他如社會支持和生活習慣等，則可以於後天予以反轉。因此若想緩解壓力、減輕疲勞，我們應該把解決方法聚焦在社會支持和生活習慣上。

社會支持是指身邊的人（包含家人）對自己的支持。如果閱讀本書也能成為各位讀者的一種社會支持，對我而言是再高興不過的事。

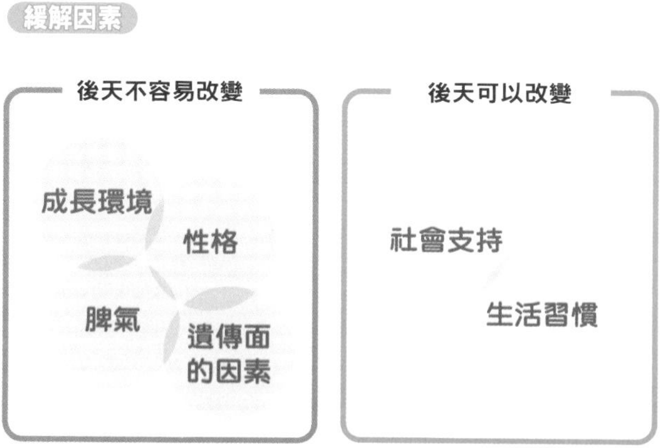

為了獲得社會支持，與其他人保持聯繫相當重要。

在預防醫學領域裡有句話是這樣說的：「孤獨比抽菸更有害健康」。當一個人處於孤獨的狀態，如果身邊沒有可以依靠的人，就無法獲得任何支持，如此一來，他將會對壓力感到疲憊，變得脆弱。因此希望大家在工作之餘，也能透過從事嗜好或運動等方式，結交到可以說說心裡話的好朋友。

心理諮商也是社會支持的另一種方式，其中又以個人中心治療（person centered therapy）備受重視。在這種治療方式中，諮商師不會單方面不斷提供意見，而會讓有煩惱的人（諮詢者）盡可能主動發言，藉由這種方式讓當事人自己找到解決問題的方法。在諮詢者產生情緒、不斷抱怨的過程中，他會逐漸冷靜下來，並開始產生「其實這些好像也不是什麼需要大驚小怪的事」這樣的想法。

即使不做心理諮商，只是向朋友傾訴煩惱和不安，也能讓心情變輕鬆。若對方剛好善於傾聽，且個性沉穩，更

透過調整生活習慣來打造正向循環

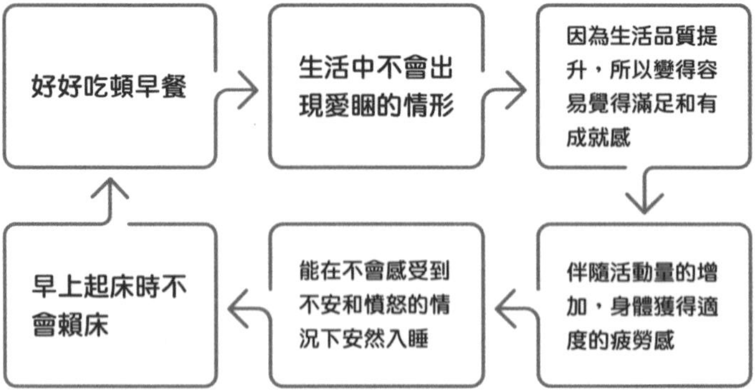
好好吃頓早餐
生活中不會出現愛睏的情形
因為生活品質提升，所以變得容易覺得滿足和有成就感
伴隨活動量的增加，身體獲得適度的疲勞感
能在不會感受到不安和憤怒的情況下安然入睡
早上起床時不會賴床

可以讓自己意識到「每個人對事情的看法都不同」，進而做出「或許是我把事情想得太嚴重了」的自我反省。

生活習慣也是一種緩解因素。只要能過著作息正常的生活，我們就能夠以更富有彈性的方式來面對壓力因子。

在二十幾年前，某位引起食物中毒事件的食品公司老闆在記者會後，面對窮追不捨的各家媒體時，曾脫口說出「我都沒有睡覺耶！」這件事在當時引起日本社會的輿論譁然。人只要睡眠不足，或處在空腹沒有攝取足夠營養的情況下，很容易會只因微不足道的小事就倍感壓力。

但只要大家早上可以在固定的時間起床，飲食能營養均衡，就能擁有良好的睡眠品質，也能攝取到人體所必需的養分。如此一來，我們會比較容易感受到生活品質提升的滿足和成就感，不但活力十足，體力也充沛。當一個人身心舒暢時，焦躁、不安和憤怒的情緒自然就不容易找上門，能夠安心入睡，也不會賴床。一旦這樣的良性循環建立之後，我們就更具應付壓力因子的能力。

45 能減輕精神負擔的「壓力因應」

Key Word

壓力因應十大原則／問題焦點因應／情緒焦點因應

To Do

☑ 可以嘗試用「壓力因應」作為支援緩解處理壓力的方法

☑ 把重點放在「情緒焦點因應」

壓力因應的十大原則

「壓力因應」是支援緩解處理壓力方法的總稱，主要有十大原則，這些原則可進一步分為「問題焦點因應」和「情緒焦點因應」兩大項。

「問題焦點因應」是讓造成壓力來源的壓力因子產生變化，而「情緒焦點因應」則是嘗試改變自己的想法或感覺以應對壓力。

下一頁有表格可供各位參考，在此我先簡單做個說明。

當我們看這張表格時會發現，直接對壓力因子下手的「問題焦點因應」，總體而言在執行上的難度較高。

以工作壓力為例，在大多數的情況下，公司很難配合個人減少工作量或改變工作部門，而選擇停職或轉職，又會伴隨一定的風險。

壓力因應的十種方法（以工作壓力為例）

問題焦點因應

1 減輕或去除壓力因子

工作量已經超過個人能力可以負荷的範圍，成為壓力因子。和主管討論，是否可以減少工作量。

2 改變與壓力因子之間的距離

如果目前的主管和同事就是你的壓力因子，可以詢問人事部門能否把你調到其他部門。

3 暫時逃離壓力因子

請個長假，或停職一陣子。

4 迴避壓力因子

思考換工作的可行性。

情緒焦點因應

5 提高應對壓力因子的能力

如果英文能力不好或不熟悉 IT 相關的技術是你的壓力因子，就必須學習及強化相關知識技能。

6 思考壓力因子對心理的影響

做心理諮商，重新審視以工作或公司為重心的生活方式或人生觀，修正有偏差的認知。

7 提高面對壓力的韌性

提高面對壓力時的耐受力，方法有自律訓練法、肌肉放鬆法與冥想練習等。

8 紓解壓力

向能夠具有同理心的朋友吐吐苦水吧。但要注意，如果一個人不斷回想討厭的事情或負面情緒，可能會讓憂鬱狀態持續更久。

9 忘卻壓力

讓自己沉浸在興趣、娛樂和運動中。雖然很多人會選擇以吃東西和喝酒等方式忘掉壓力，但這兩件事都容易讓人上癮，產生變胖和酒精成癮的風險，務必敬而遠之。

10 尋找能一起面對壓力因子的幫手

讓社會支持成為你強力的靠山。

因此，想要減少壓力，比較可行的方法是採用能夠改變自己接受壓力因子方式的「情緒焦點因應」。關於自律訓練法、肌肉放鬆法以及社會支持等方式，之前都已經提過了，接下來我要介紹這幾種方法之外的「情緒焦點因應」。

著重於情緒焦點因應

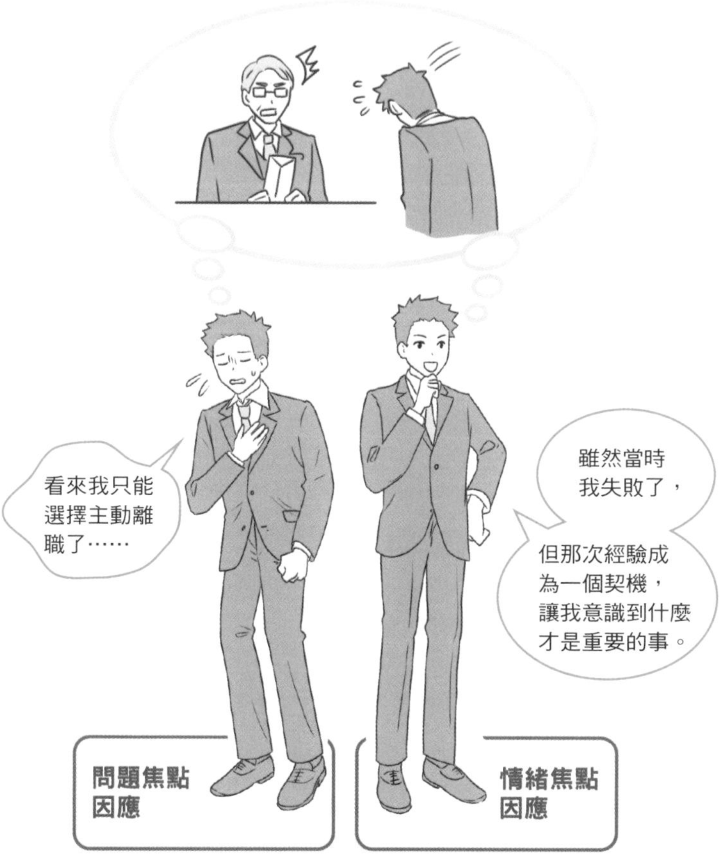
看來我只能選擇主動離職了……
雖然當時我失敗了，
但那次經驗成為一個契機，讓我意識到什麼才是重要的事。
問題焦點因應
情緒焦點因應

46

自我肯定，也肯定他人

Key Word

OK牧場／修正偏差的認知

To Do

☑ 首先要做到自我肯定，告訴自己「我OK」

☑ 接著要肯定他者「你也OK」

肯定自己，也肯定他人

「OK牧場」和「修正偏差的認知」，兩者都是在第一八六頁有效的「情緒焦點因應」中所提到的，「（6）思考壓力因子對個人在心理上的意義」這項方法。

首先，我想針對「OK牧場」做說明。

一般情況下，當日本人聽到「OK牧場」時，首先想到的應該是藝人葛茲石松的口頭禪吧[1]。但這句話原本是應用在「溝通分析」[2]這種心理治療法時，在對事情做區分時所使用的製圖工具，讀者可以參考第一九〇頁的圖。

在下兩頁圖中，能使人不容易感受到壓力的理想態度，位於**肯定自己&肯定他人的「我好，你也好」這個區域**。

如果是否定自己&肯定他人的「我不好，你好」這種態度，人們很容易處於自我否定之中，陷入認為「反正我就是不行」這種低落的情緒裡，使自己的壓力變大。

而若是肯定自己&否定他人的「我好，你不好」這種態度，因為自己完全不在意他人的感受，所以容易與周圍的人發生衝突，增加壓力。

最後，如果是否定自己&否定他人的「我不好，你也不好」這種態度，人們就容易陷入對任何事物都提不起勁的憂鬱狀態，也就是被壓力因子打敗了。

人類其實就像被放養在「OK牧場」[3]裡的牛一樣，會在牧場裡的四個區域中四處游移。**要想不讓壓力積累在身上的關鍵在於，我們該如何盡可能延長能夠待在「我好，你也好」這個理想區域裡的時間。**

實踐的第一步，首先得肯定自己「我好」（我OK），因為唯有自己才是自己最忠實的夥伴，所以我們不該批評自己，請大家以「好好做自己就好」這種方式，全面肯定自己。經過持續的練習後，像「看來我也做得到嘛」這樣的自我效能就會提升，之後要進行自我肯定的練習就會更加容易。

待完成第一步後，接下來要肯定他人，也就是「你好」（你OK）。

心理學認為「我們無法改變過去和他人」。當我們認為「那個人真的沒救了」，在沒有施

---

1 譯註：「OK牧場」是日本老牌藝人葛茲石松（ガッツ石松）的口頭禪，對日本一般大眾來說，聽到「OK牧場」時，浮現在腦海中的是這位藝人的可能性較高。據說這句話源自於他喜歡的美國西部電影《OK牧場大決鬥》（Gunfight at the O.K. Corral），他所說的「OK牧場」若翻成中文，可以是「OK啦」或「沒問題」。和這一節提到的「溝通分析」裡的「OK牧場」只是在日文中名稱剛好一樣而已，兩者之間並沒有關聯性。

2 譯註：「溝通分析」（Transactional Analysis，簡稱TA）由美國精神科醫師伯恩（Eric Berne）於一九五〇年代時提出。

3 譯註：中文裡把日本「溝通分析」裡的「OK牧場」翻譯為四種「心理地位」（Life Positions）

OK牧場的四個區域

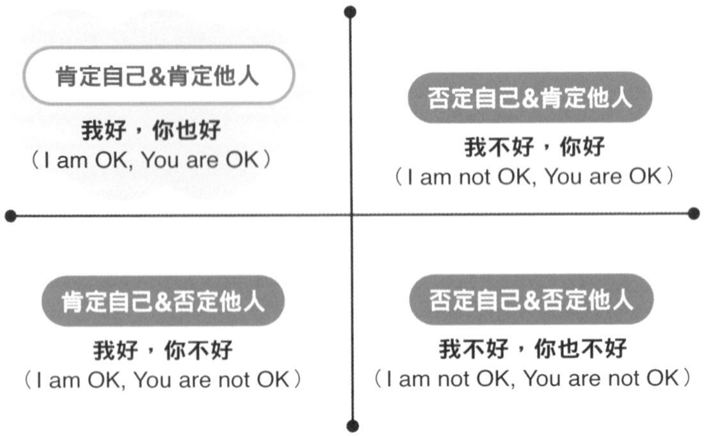
肯定自己&肯定他人
我好，你也好
（I am OK, You are OK）
否定自己&肯定他人
我不好，你好
（I am not OK, You are OK）
肯定自己&否定他人
我好，你不好
（I am OK, You are not OK）
否定自己&否定他人
我不好，你也不好
（I am not OK, You are not OK）

用魔法等奇幻手段的情況下，是無法改變對方（他人）的。既然如此，何不積極以「你好」（你OK）的想法肯定對方呢？

當然，我們不需跟對方說「你OK」，只要把這個想法放在心裡即可。因為只要能以不動聲色的方式來肯定對方，就能讓自己停留在OK牧場中最理想的區域，進而減輕內心的壓力。

因此，我希望大家都能主動地肯定他人。

47

揪出容易感到壓力的負面思考法

Key Word

認知行為治療／全有或全無的思考／「必須／一定要」／以偏概全／選擇性推斷／貼標籤

To Do

☑ 注意自己的「認知偏差習慣」
☑ 換個角度想想，是否有理解事情的不同方法

認識自己具有「認知上的習性」

「認知」是指「理解事情的方法」，在本文中可以視為理解壓力因子的方式。

認知通常是在不知不覺中形成的，就像我們的習慣或癖好一樣。請各位先閱讀下一頁的表格，確認自己符合哪幾種思考事情的方式。表格中所列舉的，都是容易讓人產生壓力的偏差認知。

因為人們並不容易意識到習慣的存在，所以首先要做的，是要讓自己意識到「原來我有這種思考習慣啊」。

接著進行自我檢視，做法是記錄每天會感受到壓力的事，自己又是如何理解這些事情。這樣做能讓我們將內心的事「可視化」，清楚觀察自己是否存在著偏差的認知，然後再嘗試能否找出看事情的不同角度。這樣訓練一陣子後，我們理解壓力因子的方式就會慢慢改變，壓力也會隨之減輕。

容易引起壓力的偏差認知事例

全有或全無的思考

全有或全無的思考（All Or Nothing Thinking），是一種非黑即白式的二擇一選擇困境。這個世界上，大多數的事並非都可以截然二分，陷入全有或全無思考的人，很容易會感受到壓力。

「必須／一定要」

如果一個人被「……必須這麼做」或「……不應該這麼做」這類固執的想法控制，就很容易讓自己壓力上身。因此，試著輕鬆一點來看待事情吧。

以偏概全

以偏概全是指人們容易從一、兩件事情的經驗中，推導出「所有的事情都會變成這樣」或「事情總是如此」等負面臆測。例如當一個人認為「熬夜趕出來的企劃案竟然沒有被採納，不管我再怎麼努力，下次還是一樣會被否決。」像這樣，就算只是個小失誤也會一直放在心上，形成壓力。

選擇性推斷

選擇性推斷是指一個人只專注於事物的某個面向，而忽略其他面向。如果我們只聚焦在事情不好的一面，卻沒有看到好的一面，情緒就容易低落。

貼標籤

「最近的年輕人真的很不耐操耶」、「女生不適合這種工作啦」，像這類沒什麼根據的想法就是「貼標籤」。如果我們給自己貼上了「反正我就是不行」的負面標籤，就容易感受到壓力。

48 尋找感好奇、有興趣及關心的事物

Key Word
好奇心／興趣／關心的事物

To Do
☑ 讓自己擁有能夠忘掉壓力的興趣、娛樂和運動吧
☑ 即使稱不上是「興趣」，但只要覺得有意思的事，都去嘗試看看
☑ 將某天覺得有趣的事情記錄下來

列出「關心的事情」，忘卻壓力

我在第一八六頁「壓力因應」的「（9）忘卻壓力」中，曾建議各位，要擁有能讓自己忘掉壓力的興趣、娛樂和運動。然而當我在演講中提出這樣的建議時，卻有聽眾表示：「我沒有興趣，也不會從事什麼消遣活動，這樣該如何是好？」

其實從心理學的觀點來看，世上不可能有人對任何事物完全不具好奇心、興趣或關心。儘管有人會覺得，使用「嗜好」這個詞，好像會給人一種很厲害的感覺，但也有可能使自己表現得更謙虛，例如「我的確挺喜歡紅茶的，但還不到『相棒』[1]裡杉下右京那樣狂熱的地步……」

如果你認為自己沒有任何「嗜好」，不妨把「嗜好」的門檻降低一點，然後想一想，自己對何種事物會感到好奇、有興趣或關心，而且不要只停留在心想的階段，還要進一步將想到的

1 譯註：《相棒》原為朝日電視台於二〇〇〇年六月到二〇〇一年的十一月播放的單元劇，二〇〇二年十月後改為連續劇播放至今，已超過二十季，是深受日本民眾歡迎的長壽推理劇。

月　　日

■感興趣的事情

■在意的事情

月　　日

■感興趣的事情

■在意的事情

內容記在筆記本或手機裡，使其「可視化」。

接下來就請準備用來記錄「關心的事情」的紙張，並加以活用。

只要我們能找出感興趣的事物，就能從最容易入門的其中一種開始進行。若能從過程中獲得成就感，腦內就會分泌多巴胺，幫助人們忘掉壓力。藉由成就感來掩飾因壓力所產生的疲勞，並不是件值得提倡的事，因為在已經很累的情況下，卻不太能感受到疲勞，就會喪失擬定應對疲累的策略，讓身心耗弱。但是我們也需要在意識到自己因壓力而感到疲累時，以一時的快樂來忘卻壓力，讓自己沉浸在熱愛的事物中，藉此讓腦部分泌多巴胺。

我非常喜歡教練這份工作，無論給我幾次人生重來的機會，我還是會想從事這份工作。然而，或許正因為太喜歡這份工作了，所以我經常工作過度而不自知。而且因為不覺得累，反而更讓疲勞累積。

此外，我也很喜歡吃甜食。雖然過去我對於動手做甜點一直很有興趣，但我總是告訴自己：「你不要異想天開了好嗎？」但就在前一陣子，有天我在家裡突然起心動念，興起想照著雜誌上的食譜試著做蘋果派的念頭。

因為那天的時間已經不早了，所以完成後我只吃了一片自己做的蘋果派。但由於嚐起來的味道比預期還要可口，讓我得到了很大的成就感，更因此忘卻了工作的壓力。

在那天之前，我想甩開壓力的方式都是去慢跑。但慢跑會讓身體疲累，而製作甜點會讓身心愉悅。從那天之後，只要有機會，我都會利用做甜點的方式紓壓。

49 維生素C能緩解緊繃的壓力

Key Word

維生素C／腎上腺／皮質醇／免疫細胞／紫外線／水溶性維生素

To Do

☑ 每天都要攝取維生素C

維生素C如何提高抗壓能力？

雖然世上沒有吃了就能讓壓力消失的神奇食物，但人們只要增加蔬菜和水果的攝取量，確實有可能達到減輕壓力的效果。

其中，維生素C又扮演著關鍵的角色。狗和貓等動物能夠自行合成維生素C，但人類體內卻不存在這樣的機能，因此必須從飲食中攝取人體所需的營養素。

人體中對維生素C需求最大的三種器官，分別為：一、腎上腺，二、免疫細胞，以及三、眼球，維生素C會在這三個部位和身體的疲勞奮戰。

一、腎上腺

這是依附在腎臟上方的小型器官。

腎上腺會以膽固醇為原料來合成激素（也就是荷爾蒙）。激素中有一種名為「皮質醇」，它具有對抗壓力的作用。當人們感受到的壓力越大，對皮質醇的需求便會增加，但若體內的維生素C含量不足，即使有膽固醇也無法合成出皮質醇，使我們難以應付壓力。

二、免疫細胞

免疫細胞能幫助人們抵禦從外部入侵體內的病毒和細菌，使我們免於病痛。當免疫細胞和外敵作戰時，會產生大量使人感到疲勞的活性氧。因為維生素C具有能夠抑制活性氧發揮作用的能力，所以人體需要充足的維生素C，讓免疫細胞勤奮地為我們工作。

富含維生素C，能夠減輕疲勞的食材

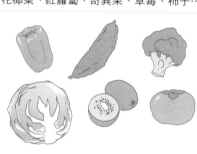

紅甜椒、黃甜椒、青椒、苦瓜、綠花椰菜、花椰菜、紅蘿蔔、奇異果、草莓、柿子……等

三、眼球

眼球是人體在面對包含紫外線在內的日光時，唯一沒有受到皮膚保護的器官。因為眼球只要一接觸到紫外線就會產生活性氧，使人感到疲勞，所以我們需要具有抗氧化作用的維生素C來幫忙。

得長時間在戶外活動的運動員之所以會佩戴墨鏡，除了因為墨鏡能使人避開被刺眼的陽光傷害之外，還具有能讓我們避免因紫外線照射產生活性氧而造成疲勞累積。

維生素C是能溶於水的水溶性維生素，但因為人體無法儲存維生素C，所以我們必須在每天的飲食中（如黃綠色蔬菜和水果）適量攝取。

50

深呼吸，放輕鬆

Key Word

深呼吸／正念練習／副交感神經

To Do

☑ 透過深呼吸，把注意力集中在「現在」

專注於當下

如果各位實在不知該用什麼方式來應對正面臨的壓力，那麼就先做個深呼吸吧。深呼吸並不需要高深的原則和技巧，因此請大家忘掉從鼻子吸氣嘴巴吐氣、「腹式呼吸」比「胸式呼吸」更好、做深呼吸，必須持續幾秒鐘以上才行……這些資訊吧，只要做到專心呼吸就可以了。

當我們在做深呼吸時，請把注意力集中在正在呼吸的自己身上，光是這麼做，就可以減輕壓力，讓疲勞獲得緩解，這就是近年來備受矚目的「正念練習」。

在本書中我曾數度提及，會被壓力擊垮的人，習慣把情緒投射在「過去」和「未來」上，這些人很容易陷入看不到「現在的自己」的情況。想要把注意力集中於當下，可以藉由從瑜伽發展出的「混合體操」，或是只做深呼吸也能收到效果。

當人們把情緒投射在過去和未來時，就容易感受到壓力。即使一直糾結於已經發生過的事

從深呼吸開始踏出第一步吧

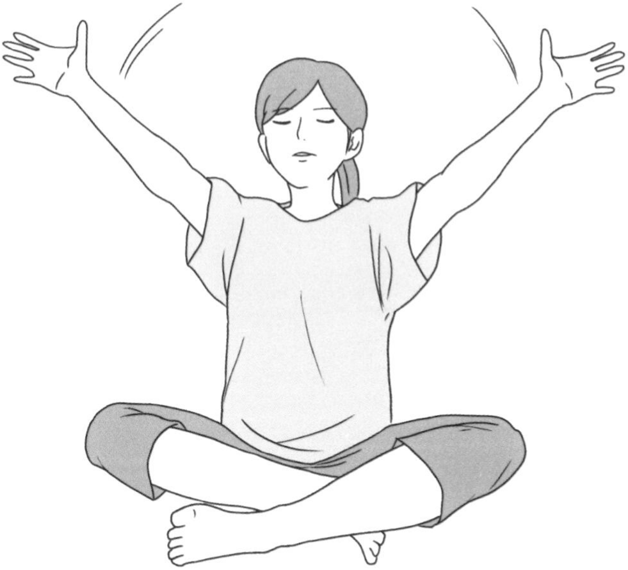

情，但只要還未發明時光機，我們就不可能回到過去，讓事情重新來過。至於未來會如何呢？既然我們都不是預言家，當然也就無從置喙。我相信一定沒有人能預測到，二〇一九年新冠肺炎疫情的蔓延，會造成二〇二〇年東京奧運延期舉辦的結果吧。

為了讓自己能把注意力從過去和未來上移開，可以藉由深呼吸把意識轉移到現在。

世上所有的事物都在不斷變化，但此處並不存在「過去的自己」和「未來的自己」。唯一確實存在的，只有「當下的自己」。只要我們能把意識專注在當下的自己，壓力、不安和疲勞都會減輕。

接著來談談與生理方面有關的

話題。當我們在感到壓力、不安和疲勞時，自律神經中會讓身心感到緊張的交感神經就會處於優位，但只要深呼吸，能讓身心放鬆的副交感神經便會處於優位。所以我們常聽到「只要緊張的話，就做做深呼吸吧」，這的確是有生理上的事實根據。而前面提過的自律訓練法，也是這個思路之下的產物。

然而人總是會碰到實在累到不行，根本沒有精神和體力執行自律訓練法的情況。這時不要想太多，只要做深呼吸就對了。

雖然深呼吸無法幫助我們清除當下的不安和疲憊，但就算只是能讓自己暫時脫離壓力的掌控，不也很有價值嗎？在藉由深呼吸來讓自己喘口氣之後，再來好好思考一下該如何處理難題吧。

別擔心，時間還很多呢！

結語

透過早睡早起改善睡眠狀況、調整飲食習慣、增強體力、隨時提醒自己，別過著會累積壓力的生活……如果各位都能確實實踐本書所介紹的最強疲勞消除法，相信一定能為自己打造不易疲累的體質。

然而只要是人，肯定都會面臨「道理雖然明白，但卻難以執行」的困境。

動機理論的大師，心理學家愛德華・L・德西（Edward L. Deci）曾對上述情況做出如下解釋。

「人類本來就具有追求全新、有價值的事物的傾向，而且會想拓展自身的能力，使其有所發揮，並對事物進行探索和學習。

然而這種傾向其實相當脆弱，因此若想加以活用，重要的是要打造一個適合它的環境。」

即使是因為想消除疲勞而主動學習有效的方法，但會讓自己想堅持做下去的動機絕對不強，甚至還很薄弱。正因如此，我們應該思考的是如何打造一個能讓自己容易執行「消除疲勞」這種行為的環境。

這就像如果想要衝浪，搬到海邊附近住是個很好的選擇。若希望能說一口流利的英語，到英語圈的國家留學準沒錯。

然而，對消除疲勞這件事來說，並不存在什麼才是「最佳環境」的明確定義。儘管如此，我們還是能以養成至少一項有關睡眠、飲食、體能訓練或壓力因應等的習慣為目標。一旦養成了新的習慣，周遭的環境自然就會改變。

剛開始養成新習慣時，我們無須以一百分為目標，因為只要產生「沒有完成全部的內容就代表失敗」的想法，反而會讓自己有壓力，進而有挫敗感。比較正確的做法，是在生活中覺得可行之處，落實不容易疲勞的習慣。

若你覺得「（對我來說）早起應該沒問題」，那麼就先從調整睡眠習慣開始做起。在你做到了早起，並開始執行「朝活」「之後，就會交到興趣相同的朋友，這就是一種「壓力因應」。另外請試著回想，在實踐早起的過程中，你是不是已把臥室調整到在三分鐘之內就能入睡的環境了呢？

如果你希望「改變飲食習慣」，就付諸行動吧！只要下廚的機會增加，就會想吸收更多有關飲食的知識，或許會產生報名廚藝教室的想法，甚至還可能會產生想要改造廚房的念頭，讓空間在使用時更便利，烹飪的工具一應俱全。我認為一份營養均衡的食物，的確會讓人想把廚房打造成更易於自己下廚的環境。

當出現「想要養成打造不易疲勞的身體和消除壓力的習慣」的想法後，你就會在家中鋪上瑜伽墊，為自己保留一處適合運動的私人空間，或是會想搬到離健身房比較近的地方居住。而就在你於健身房運動的過程中，一些不經意的契機，會讓你結識一起鍛鍊的同好，想要持續保持運動習慣的動機也會因而增強。

本書所介紹的方法，只要各位願意試著實踐其中任何一項，都能提高你維持不易疲勞生活的動機。最後，希望大家都能從自己感到興趣或關心之處，開始實踐本書的內容吧！

---

1 譯註：從二〇〇八年前後，開始流行於日本的詞彙，意思是指利用每天正式開始工作之前的時間，進行個人喜歡的閱讀或感興趣的事物。

參考書籍

- 《リカバリー アスリートの疲労回復のために》SAGE ROUNTREE著，山本利春監譯，NAP LIMITED
- 《世界のエリートがやっている最高の休息法》久賀谷亮著，ダイヤモンド社（繁體中文版：《最高休息法》，悅知文化）
- 《自分で治せる腰痛痛みの最新治とセルフケア》紺野慎一著，大和書房
- 《あなたの痛が治りにくい本当の理由 科学的根機に基づく最前線の治療と予防》紺野慎一著，すばる舍
- 《食欲の科学食べるだけでは満たされない絶妙で皮肉なしくみ》櫻井武著，講談社
- 《食行動の心理学》今田純雄著，培風館
- 《TA TODAY 最新・交流分析入門》イアン・スチュアート&ヴァン・ジョインス著，深沢道子監譯，實務教育出版
- 《運動と疲労の科学 疲労を理解する新たな視点》下光輝一・八田秀雄編，大修館書店
- 《柔軟性の科学》マイケル・J・オルター著，山本利春監譯，大修館書店
- 《疲労と身体運動 スポーツでの認利も健康の改善も疲労を乗り越えて得られる》宮下充正

編著，杏林書院
●《復労と回復の科学》渡辺恭良・水野敬著，日刊工業新聞社

CS00173

最強疲勞恢復法：國家級體能訓練師教你對抗慢性疲勞，打造不累體質

作　者—中野・詹姆士・修一
譯　者—林巍翰
主　編—郭香君
責任企劃—張瑋之
封面、內頁設計—比比司設計工作室
內頁排版—新鑫電腦排版工作室
編輯總監—蘇清霖
董 事 長—趙政岷
出 版 者—時報文化出版企業股份有限公司
108019台北市和平西路三段二四〇號四樓
發行專線—（〇二）二三〇六—六八四二
讀者服務專線—〇八〇〇—二三一—七〇五
（〇二）二三〇四—七一〇三
讀者服務傳真—（〇二）二三〇四—六八五八
郵撥—一九三四四七二四時報文化出版公司
信箱—10899臺北華江橋郵局第九九信箱
時報悅讀網—http://www.readingtimes.com.tw
綠活線臉書—https://www.facebook.com/readingtimesgreenlife
法律顧問—理律法律事務所　陳長文律師、李念祖律師
印　刷—勁達印刷有限公司
初版一刷—二〇二二年七月二十二日
初版五刷—二〇二四年六月十七日
定　價—新臺幣三七〇元

時報文化出版公司成立於一九七五年，
並於一九九九年股票上櫃公開發行，於二〇〇八年脫離中時集團非屬旺中，
以「尊重智慧與創意的文化事業」為信念。

最強疲勞恢復法：國家級體能訓練師教你對抗慢性疲勞，打造不累體質 /
中野・詹姆士・修一作；林巍翰 譯. -- 初版. -- 臺北市：
時報文化出版企業股份有限公司, 2022.07
面；　公分.
譯自：
ISBN 978-626-335-579-8（平裝）
1.CST: 健康法　2.CST: 疲勞
411.1　　111008802

ISBN 978-626-335-579-8
Printed in Taiwan